2024年版

リンパ浮腫
診療ガイドライン

一般社団法人
日本リンパ浮腫学会 編

金原出版株式会社

Evidence-Based Practice Guidelines for the Management of Lymphedema

edited by
The Japanese Lymphedema Society

KANEHARA & Co., Ltd., Tokyo, Japan

Printed and bound in Japan

序

　このたび「リンパ浮腫診療ガイドライン2024年版」として第4版を上梓する運びとなりました。今回の改訂にあたりましては，リンパ浮腫診療に携わる新進気鋭の委員を大幅に増やすことができ，初版から15年，当時は希少であったリンパ浮腫診療者の層に厚みが出てきたことを改めて実感できたのは大いに頼もしく喜ばしいことであります。

　今回は，「実診療でよくある質問」を反映して，民間療法や美容的な施術についてのCQも加え，全23項目となりました。さらに，リンパ浮腫の患者組織「リンネット」との連携が実現し，「医療者が提供するリンパ浮腫診療」と「患者が求めるリンパ浮腫診療」との乖離を埋めるべく，患者アンケート調査による600余りの質問・疑問に基づいた「患者向けリンパ浮腫ガイドライン」も今秋には出版予定でございますので，併せてご高覧いただければ幸甚に存じます。

　最後に，委員各位にはご多忙のなかタイトなスケジュールにもかかわらず，レビューから執筆まで丁寧に作業を重ねていただきましたご尽力に，この場を借りて心から敬意を表するとともに深謝申し上げます。

　本書が，日本のリンパ浮腫診療の道標として先生方の日常診療の一助となり，科学的根拠に基づいたリンパ浮腫診療の標準化に寄与できますことを，委員一同切に望んでおります。

2024年2月

日本リンパ浮腫学会ガイドライン委員会
委員長　北村　薫

リンパ浮腫診療ガイドライン 2024年版　委員一覧

目　次

リンパ浮腫診療
ガイドラインについて

1. 背景と目的

　2022年の癌罹患数は102万人に迫ると予想されており[1]，一部の癌治療の後遺症であるリンパ浮腫を発症する患者数も増加傾向であることは想像にかたくない。リンパ浮腫診療に関するガイドラインは2008年度，リンパ浮腫指導管理と弾性着衣・包帯が保険収載（療養費扱い）されたことを受けて初版が出版され，2014年，2018年と改訂を重ね，今回第4版の出版に至った。

　この間，2016年度には診療の対象職種に作業療法士が追加されるとともに，一部の癌術後を対象に「複合的治療料」が新設され，包括的なリンパ浮腫診療の保険収載が実現している。本ガイドライン作成の目的は，リンパ浮腫診療チームの医療者が，常に最適な診療を実践するために必要な科学的根拠となる最新情報を提示し，全国的に施設差のない標準的なリンパ浮腫診療を提供する医療環境を整えることにある。

2. 対　象

　国内のリンパ浮腫人口の大半を占める続発性（二次性）リンパ浮腫，特に癌治療の一環として腋窩手術（リンパ節郭清，センチネルリンパ節生検），放射線治療，化学療法などが施行され，上肢・下肢にリンパ浮腫が発症した成人癌患者ならびに四肢の原発性（一次性）リンパ浮腫を対象とする。いずれも顔面や体幹のリンパ浮腫についてはエビデンスが乏しく，対象外とした。

3. リンパ浮腫の指標

　リンパ浮腫の発症あるいは治療効果の判定手段として，周径，体積，自覚症状，運動機能，リンパシンチグラフィなどの画像所見，生活の質（quality of life；QOL）などを指標とする場合が多いが，普遍的な代用評価方法はいまだに確立されていない。四肢体積の定量は客観性が高いがセルフケアの視点からは継続性に乏しく，現状では術前後の周径比較が，発症や治療効果の判定には最も安価で簡便な方法といわざるを得ない。確定診断，鑑別診断などについては，厚生労働省後援「リンパ浮腫研修」が打ち出した必要な検査項目リストを示す（「総論」表2参照）。

4. 個別性と人間性の尊重

　本ガイドラインは，画一的なリンパ浮腫診療を勧めるものではない。ガイドラインは臨床的，科学的に満たすべき一定の水準を定めているが，個々の患者への適用は，対象となる患者の個別性に十分配慮し，医療チームが責任をもって決定すべきものである。

　また，本ガイドラインの適用にあたっては，ガイドラインの各項目を満たすかどうかを判断するのではなく，ガイドラインの項目ごとに十分な検討がなされ，これを通じて患者と医療チームがゴールを共有することが重要である。

　本ガイドラインはリンパ浮腫診療に限定して表記しているが，実際の適用にあたっては，リンパ浮腫診療のみを議論するにとどまらず，患者の生活全体に及ぶ包括的な配慮が必要である。

5. 本ガイドラインの作成過程

　作成過程に係るすべての議案は，随時ガイドライン委員会を開催し，あるいはメーリングリストで補足的な議論を行った後に合議制で決定した。具体的な作業手順は下記の通りである。

①作成ならびに査読に携わるメンバーについては，日本リンパ浮腫学会ガイドライン委員会委員に加え，リンパ浮腫診療に関わる職種の同学会会員，外部有識者ならびに癌サバイバー等から広く公平に選出した。

②作成ならびに査読に携わるメンバーの利益相反について申告した。

③作成方法や過程についてメンバーの合意を得た。

④指針が必要な臨床的課題を特定し，クリニカルクエスチョン（CQ）を作成した。

⑤CQを「疫学や診断に関わるもの」と「治療に関わるもの」に大別し，後者については原則としてPICO形式を適用した。

<blockquote>

P（Patient）　　　　　：○○の患者に対して

I（Intervention）　　　：○○による治療を行った場合

C（Comparison）　　　：行わなかった場合に比べて

O（Outcome）　　　　：○○という結果となった

</blockquote>

⑥合議のうえ各CQの担当者を2名ずつ決定した。

⑦CQに対応する最新の英文論文のシステマティックレビューを実施した。

⑧アウトカムについて，エビデンスレベルの高い論文を引用して各担当者がCQの構造化抄録と本文を作成し，グレーディングを行ったうえでDropboxで共有した。構造化抄録とは，査読委員が十分な情報に基づく意思決定を行えるよう支援するために，根拠となるエビデンスの質評価を簡潔に要約したものである。

⑨委員会において，各担当者が担当CQの主旨と推奨グレードまたはエビデンスグレードの根拠について，構造化抄録を用いて発表し，議論した。

⑩委員会での議論に基づき，各担当者がCQ本文の校正を行い，最終稿をDropboxで共有した。

⑪委員会においてデルファイ法により，CQ本文と推奨グレード・エビデンスグレードについて，その妥当性を1（適切でない）〜9（適切である）の9点法で無記名投票し，評価した。CQごとに中央値，最小値，最高値を委員に公開し，相違点を議論した。すべてのCQと推奨グレード・エビデンスグレードにおいて，中央値8点以上，最大値と最小値の差が5点未満となるまで審議，修正，投票を無制限に繰り返し，上記の基準が満たされた時点で合意が得られたと判断し，審議内容を反映した修正を加えたものをもって完成とした。

6. 参考文献のエビデンス（科学的根拠）レベルの基準

参考文献のエビデンスレベルは「診療ガイドラインの作成の手順ver.4.3」に準拠した[2]。

1a	ランダム化比較試験のシステマティックレビュー
1b	個々のランダム化比較試験（信頼区間が狭いもの）
1c	all or noneの研究
2a	コホート研究のシステマティックレビュー
2b	個々のコホート研究（質の低いランダム化比較試験を含む）
2c	「アウトカム」研究：エコロジー研究
3a	症例対照（ケースコントロール）研究のシステマティックレビュー
3b	個々の症例対照（ケースコントロール）研究
4	症例集積（ケースシリーズ）研究〔質の低いコホート研究や症例対照（ケースコントロール）研究を含む〕
5	系統的な批判的吟味を受けていない，または生理学や基礎実験，原理に基づく専門家の意見

7. CQの推奨グレード・エビデンスグレードの基準

推奨グレードは下記①の5段階とした。発症因子など推奨グレードにそぐわないCQについては下記②のエビデンスグレードを採用した[3]。

①推奨グレード

A	質の高い十分な科学的根拠があり，積極的に実践するよう推奨する。
B	ある程度の科学的根拠があり，実践するよう推奨する。
C1	行うことを考慮してもよいが，十分な科学的根拠はない。
C2	十分な科学的根拠がないので推奨できない。
D	有効性を否定する，または患者に害を及ぼす科学的根拠があるので，実践しないよう推奨する。

②エビデンスグレード

Convincing（確実）	発症リスクに関連することが確実と判断し得る十分な根拠があり，予防指導が非常に有効である。
Probable（ほぼ確実）	発症リスクに関連することがほぼ確実と判断し得る十分な根拠があり，予防指導が有効である。
Limited-suggestive（可能性あり）	「確実」や「ほぼ確実」とは判断できないが，発症リスクとの関連性を示唆する根拠がある。
Limited-no conclusion（証拠不十分）	発症リスクとの関連性を裏付ける根拠が不十分である。
Substantial effect on risk unlikely（大きな関連なし）	発症リスクとしての影響はないと判断し得る十分な根拠がある。

8. 外部協力委員によるガイドラインの評価

ガイドライン委員会が作成した暫定稿に対して，外部委員（本ガイドライン作成過程に関与していない医師，看護師，理学療法士，作業療法士，患者代表）にAGREE II[4]のチェックリストによる評価実施を依頼した。

なお，本ガイドラインは第3版同様，日本癌治療学会ガイドライン委員会ならびに公益財団法人日本医療機能評価機構「Minds」のガイドライン作成グループの事業に参画し，それぞれのサイトにリンクして公開される。

9. 改 訂

本ガイドラインの改訂にあたっては，日本リンパ浮腫学会のガイドライン委員会と学術委員会が連携して常に論文情報をリサーチし，2〜3年を目途に改訂を理事会に申請し，承認後に同学会ガイドライン委員会が改訂作業を実施する。

10. 責 任

本ガイドラインの文責は日本リンパ浮腫学会が担うが，個々の症例に対する適用に関しては，担当する医師，看護師，理学療法士，作業療法士等からなる診療チームが，責任をもって行うものとする。

11. 利益相反

本ガイドラインの作成過程のいずれの段階においても，ガイドライン中で扱われている物品の販売企業等，利害関係を生じ得るいかなる団体からも資金提供を受けていない。また，ガイドライン作成に参加した全委員は，扱われている物品の販売企業等，利害関係を生じ得るいかなる団体とも利益関係をもたない。

文 献

1）がん情報サービス．統計予測．2022年6月22日更新．国立がん研究センター．https://ganjoho.jp/reg_stat/statistics/stat/short_pred.html
2）福井次矢，丹後俊郎．診療ガイドラインの作成の手順 ver.4.3. 2001.11.7.
3）Clinton SK, Giovannucci EL, Hursting SD. The World Cancer Research Fund/American Institute for Cancer Research Third Expert Report on Diet, Nutrition, Physical Activity, and Cancer：Impact and Future Directions. J Nutr. 2020；150（4）：663-71. ［PMID：31758189］
4）The AGREE Next Steps Consortium．公益財団法人 日本医療機能評価機構 EBM 医療情報部．AGREE II 日本語訳．2017.12．Japan Council for Quality Health Care Department of EBM and Guidelines 2022.9

I. 総論

A. 診断

病態

　リンパ浮腫の実態は，何らかの理由でリンパ管内に回収されなかった，アルブミンなどの蛋白を高濃度に含んだ体液が間質に貯留したものである（図1）[1]。したがって，さまざまな理由で生じる，いわゆる浮腫（水分の貯留）とは異なる病態であることをまず認識し，適切に鑑別診断する必要がある。

分類

　リンパ浮腫は原発性（一次性）と続発性（二次性）に大別される。

　原発性（一次性）は原因が明らかでない特発性（35歳未満を早発性，35歳以上を晩発性という）と，遺伝子異常等による先天性に分類される。

　続発性（二次性）の原因には癌治療後の後遺症として生じる場合のほか，外傷，フィラリア症（日本では1978年以降発症者が出ていない）などがあり，全世界的にはフィラリア症の占める割合が大きいが，わが国で最も多くみられるのは腋窩手術（センチネルリンパ節生検，腋窩郭清を含む）や術後照射，タキサン系抗癌薬など種々の癌治療に伴うリンパ浮腫である。主な癌の種類は，乳癌，婦人科癌，前立腺癌，悪性黒色腫，下部泌尿器系癌，直腸癌などが挙げられる。

解説

1. 確定診断と鑑別診断

　医学的アセスメントは，浮腫を生じるすべての疾患から鑑別してリンパ浮腫の確定診断を得るほかに，その原因を特定し，あるいはその他の原因を除外することを目的としている（表1）[2]。ほとんどの場合，病歴（癌手術・照射の既往や外傷歴など）が大きな手がかりとなり，それに矛盾しない理学所見が伴っているかを精査する。したがって，注意深くきめ細かい病歴の聴取が必須である。次に，後述の検査によってリンパ浮腫以外の浮腫を惹起する疾患や既往の癌の転移・再発を除外したのちに，リンパ浮腫の病期診断へと進む。

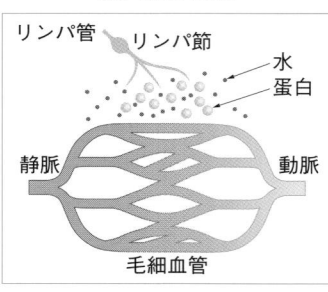 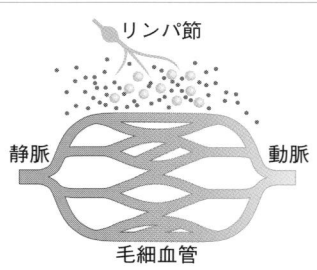 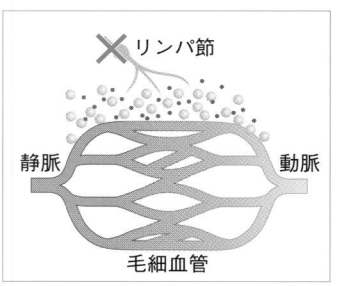

図1　リンパ浮腫と浮腫の病態
（a）正常状態：組織液（間質液）の80〜90％は組織間隙から血管に戻り，10〜20％は毛細リンパ管へと再吸収される[1]。
（b）浮腫：組織で不要になった水が回収されず，組織間隙にたまっている状態。
（c）リンパ浮腫：組織で不要になった蛋白と水がリンパ管内に回収されず，高蛋白性の体液が組織間隙にたまっている状態。

表1　リンパ浮腫の鑑別診断

片側性の浮腫	両側性の浮腫
・急性深部静脈血栓症	・うっ血性心不全
・静脈血栓症後遺症	・慢性静脈機能不全症
・関節炎	・廃用性浮腫・うっ血性浮腫
・癌の存在または再発	・肝機能障害
	・腎機能障害
	・低蛋白血症
	・甲状腺機能低下／粘液水腫
	・薬剤の副作用
	・脂肪性浮腫

（文献2より）

表2　リンパ浮腫の診断に有用な検査

1. 確定診断：機能，重症度，解剖学的位置の確認など
   ①リンパシンチグラフィ
   ②SPECT-CTリンパシンチグラフィ
   ③ICGを用いた蛍光リンパ管造影
   ④MRリンパ管造影
   ⑤局所の超音波検査
2. 併存疾患，虚血肢の除外診断，鑑別診断
   ①CT検査
   ②MRI検査
   ③上腕・足関節血圧比（ABPI）
   ④生体電気インピーダンス法
3. 他疾患との鑑別診断
   ①血液生化学検査
   ②胸部レントゲン検査
   ③心電図検査
   ④超音波検査（心臓，血管，腹部，骨盤内など）

（リンパ浮腫研修2023年度外科治療資料より）

(1) 原発性リンパ浮腫

　原発性リンパ浮腫は一般に小児科領域の疾病であり，その頻度は20歳未満の人口10万人に1.15人と非常に稀である[3]。早発性はそのほとんどが思春期に発症し，晩発性は原発性全体の約10％にあたる[4]。診断には，すべての続発性リンパ浮腫の可能性を除外する必要がある。問診などにより家族性発症の疑いがあれば，遺伝子スクリーニング検査や遺伝カウンセリングの適応となる。ちなみに原発性リンパ浮腫に関連する遺伝子の主な変異は，FOXC2（リンパ浮腫・睫毛重生症候群），VEGER-3（Milroy病），SOX18（貧毛・乏毛・リンパ浮腫・毛細血管拡張症候群）などがあるが，それぞれの詳細については成書に譲る。

(2) リンパ浮腫の検査

　診断に有用な検査を表2に示す。リンパシンチグラフィはリンパ浮腫の確定診断を得るために最も有用で，国際リンパ学会（International Society of Lymphology；ISL）でも推奨される診断法であるが，実診療では外科的治療の術前後の評価として行われることが多い。インドシアニングリーン（ICG）を用いた蛍光リンパ管造影は赤外観察カメラシステム

（photodynamic eye；PDE）によって，体表から2cm程度の深さまでならリンパ管の走行や機能動態を観察することができ，リンパ管の弁逆流に伴うdermal backflowはリンパ浮腫に特有の所見である。超音波検査は簡便で非侵襲的に皮下の水分貯留の有無や程度を観察できる。生体インピーダンスを応用して開発されたリンパ浮腫診断機器（bioimpedance spectroscopy；BIS）は，米国では片側性乳癌に限りリンパ浮腫の検査手段として保険収載されているが，左右差を評価するため，両側性乳癌や下肢の診断に対する適否など課題も多く，今後の展開が待たれる。2024年2月時点では，リンパシンチグラフィ以外いずれの画像検査も，わが国ではリンパ浮腫の診断方法としての保険収載はなされていないのが現状である。

　したがって，実臨床ではリンパ浮腫の診断や治療評価には少なからず四肢周径の測定が用いられており，リンパ浮腫指導管理の際に術前からセルフケアの一環として自己測定の習得を徹底することが肝要である。

2. リンパ浮腫のアセスメント

　リンパ浮腫の診療においては，専門的な教育を受けた医療者（対象職種である医師，看護師，理学療法士，作業療法士を指す）がチーム医療の中心的役割を担う。診断，リンパ浮腫指導管理，セルフケア指導，治療効果の評価等については，専門的な教育（厚生労働省官報より，上記資格を有し，座学33時間以上の研修の履修後に修了試験に合格した者）を受けた医療者によって行われる。発症後に複合的治療を行うにあたっては，弾性包帯や用手的リンパドレナージの施術等については指導要綱に沿った100時間（座学33時間と実習67時間）以上の研修を履修し，修了試験に合格した者によって実施されなければならない[5]。

(1) 病期分類

　リンパ浮腫の病期分類は複数存在するが，本書では広く普及している国際リンパ学会（ISL）分類（表3）[6]を用いる。0期は発症していないが，潜在性にリンパ流の領域的なうっ滞があり，将来的にリンパ浮腫のリスクを有する状態を指す。

(2) 重症度分類

　両側の上下肢や頭頸部，生殖器，体幹のリンパ浮腫に関する公式の重症度分類は存在しない。片側性四肢のリンパ浮腫に対しては，ISLの提唱する体積の左右差の程度による分類があるが，片側患肢の腫大のみが考慮されたものであり，評価の基準は施設によって異なるのが現状である。同様に重症度の評価に加味すべき項目を表4に示すが，皮膚病変以外は病期分類に反映されない[6]。他の疾患同様，リンパ浮腫も早期発見，早期介入を目指すためには，これらを含んだ包括的でより繊細な評価が望ましく，かつ両側性の病態に対応するためにも術前後で同側・同部位を比較するという方法の普及が急務である。

(3) 測定に関するアセスメント

　患部の質量計測は診断や治療効果の判定に必須であるが，頸部や体幹部などは標準化された測定方法がない。

　四肢については，bioimpedance spectroscopy（生体インピーダンス法），volumeter（体積

表3 病期分類（国際リンパ学会）

0期	リンパ液輸送が障害されているが，浮腫が明らかでない潜在性または無症候性の病態。
I期	比較的蛋白成分が多い組織間液が貯留しているが，まだ初期であり，四肢を挙げることにより軽減する。圧痕がみられることもある。
II期	四肢の挙上だけではほとんど組織の腫脹が改善しなくなり，圧痕がはっきりする。
II期後期	組織の線維化がみられ，圧痕がみられなくなる。
III期	圧痕がみられないリンパ液うっ滞性象皮病のほか，アカントーシス（表皮肥厚），脂肪沈着などの皮膚変化がみられるようになる。

表4 重症度の評価に加味すべき項目（国際リンパ学会）

- 皮下組織の腫れ（軽度，中等度，重度；浮腫の有無）
- 皮膚の状態（肥厚，疣贅，凹凸，水疱，リンパ管拡張，創傷，潰瘍）
- 皮下組織の変化（脂肪の増加や線維化，浮腫の有無，硬化の有無）
- 患肢の形状の変化（局所的な変化あるいは全体的な変化があるか）
- 炎症・感染（蜂窩織炎）の頻度
- 内臓の合併症に関連するもの（例えば胸水や乳糜腹水）
- 運動と機能（上肢・下肢や全身的な機能の悪化）
- 心理社会的な要因

置換法），tape measurement（周径測定法），ペロメーター（赤外線法）などの測定精度が報告されている。四肢体積の変化が伴わない0期の下肢リンパ浮腫に対して，生体インピーダンス法を推奨する先行研究も存在するが[7)8)]，Limited-no conclusion（証拠不十分）と考えられる。赤外線法についてはI／II期の上肢リンパ浮腫に対して，高い検者内信頼性（ICCintra＝0.99，95％CI 0.97-1.00）と妥当性（SEM：2.1％，SDC：5.6％）が報告されているが[9)10)]，検者間信頼性（ICCinter）が報告されておらず，コストと簡便性という観点から日常診療での導入は推奨できない。一方，体積置換法は特に上肢において高い信頼性と妥当性が報告されている（ICCintra＝0.99，95％CI 0.99-0.99/ICCinter＝0.99，95％CI 0.99-0.99/SEM：0.7％，SDC：3.6％）[11)]。しかしながら，簡便性という観点からは日常診療で有用とは言い難い。現在，日常診療で最も汎用されている周径測定法は，体積置換法と比較して，ほぼ同等の信頼性をもっているようにみえる（ICCintra＝0.99，95％CI 0.99-0.99/ICCinter＝0.99，95％CI 0.98-0.98）[11)]，そして，比較的高い妥当性も認められるので（SEM：2.8％，SDC：6.6％）[11)]，最も有用な四肢測定方法に位置付けられる。

したがって，四肢の周径測定は，計測時間や計測の際の体位を統一するなど，測定値の再現性を高める工夫をすることによって，早期発見や増悪・改善の一指標となし得る。「両側四肢のいずれかの部位で2cm以上の左右差が出れば，臨床的に有意と判断できる」という従来汎用された基準も，①健常人の四肢左右差がいずれの部位でも1cm未満であること，②上肢・下肢とも両側にリンパ浮腫が発症した場合，左右差の評価は無意味であること，③早期発見・早期介入により，より良い治療効果が得られることから，左右差ではなく治療前の周径を把握し，治療後は同側同部位について比較観察を行い，そのカットオフ値を1cmとすることが望ましい。ちなみに，日本乳癌学会班研究による実態調査では健常人の上下肢に

ICCinter＝intraclass correlation coefficient for interrater reliability，ICCintra＝intraclass correlation coefficient for intrarater reliability，CI＝confidence interval，SEM＝standard error of measurement，SDC＝smallest detectable change

上肢

①MP関節直上を含む周囲（手掌屈曲位で第2〜5指の根部をつなぐ線：メジャー上端を合わせて測定）
②手関節周囲（尺側外顆−手関節）
③肘窩線から5cm末梢側
④肘窩線から10cm中枢側

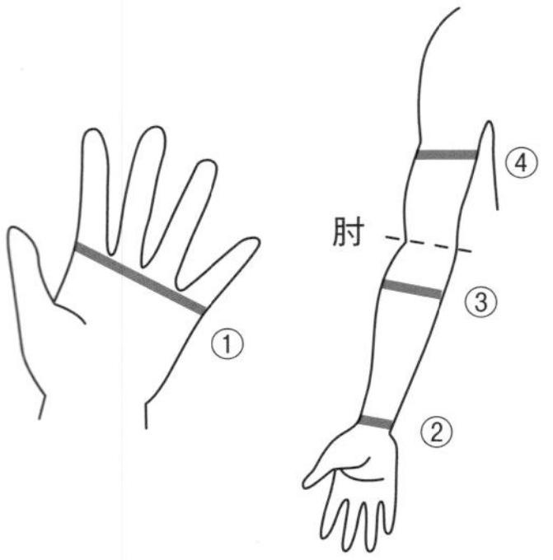

下肢

①中足骨（第1〜5中足骨からなる足弓）の遠位側を通る周囲
②足関節周囲（外踝・内踝の上縁）
③膝窩線から5cm末梢側
④膝窩線から10cm中枢側
⑤大腿根部（鼠径部）

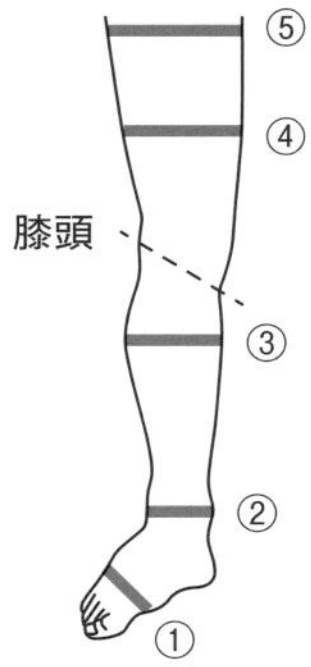

図2　四肢における周径の計測部位

おける周径の左右差は平均3〜8mmであった[12]。

　本ガイドラインでは日本人の体格を考慮して，上肢においてはMP関節，手関節周囲（尺側外顆—手関節），肘窩線を挟み末梢側5cm，中枢側10cmの4部位を，下肢においては中足骨（足弓）遠位側，足関節周囲（外踝・内踝の上縁），膝窩線を挟み末梢側5cm，中枢側10cm，大腿根部（鼠径部）の5部位を計測部位と規定している（図2）。

(4) 皮膚のアセスメント

　過角化，乳頭状増殖，リンパ小疱，リンパ漏など，皮膚の変化を伴うリンパ浮腫はⅢ期である（表5）[2]。軽微な所見を見逃さず早期に治療を開始すれば，続発する蜂窩織炎の抑止につながる。Ⅲ期のリンパ浮腫は特にスキンケア指導に重点を置いた，より包括的な治療が必要である。また，白癬菌感染は，蜂窩織炎の原因になりやすく，可能な限り術前から皮膚科医による徹底的な治療を行うよう指導する。

(5) 血管のアセスメント

　下肢リンパ浮腫の治療にあたっては，血管病変，特に閉塞性動脈疾患を除外しておく必要がある。血管病変の疑いがあれば，ただちに下肢動脈の状態を評価する。足関節／上腕血圧比（ankle-brachial pressure index；ABPI）によって，下肢の動脈開存を客観的に評価できるが，血管のアセスメントは測定方法と結果の解釈に専門的な知識やスキルを要するので，

表5　皮膚所見

・乾燥	・蜂窩織炎／丹毒	・瘢痕，創傷と潰瘍
・色素沈着	・真菌などの感染	・硬化
・脆弱性	・過角化	・橙皮様皮膚
・発赤／蒼白／チアノーゼ	・リンパ管拡張	・深い皺襞
・局所的熱感／冷感	・リンパ漏	・Stemmer's sign
・皮膚炎	・乳頭腫症	

表6　Wellsスコア

次の臨床的な特徴があれば＋1点
  ・活動性の癌
  ・麻痺，不全麻痺，下肢のギプス固定
  ・最近（4週間以内）の手術あるいは長期（3日を超える）臥床
  ・下肢の圧痛
  ・下肢の腫脹
  ・下肢の左右差が3 cm以上
  ・下肢の表在静脈（側副血行路の有無）

＊DVT以外の疾患がより疑われる場合は－2点

高リスク：スコア3点以上，中リスク：1または2点，低リスク：0点以下

専門医への円滑なコンサルトが望ましい。通常の圧迫療法を行うためにはABPIが0.8以上なければならず，末梢動脈の閉塞症が認められれば圧迫療法は禁忌，もしくは着圧レベルを下げなければならない。

　深部静脈血栓症（deep vein thrombosis；DVT）についても，特に血流停滞，静脈内皮障害，血管凝固能亢進などの誘発因子をもつ症例はスクリーニングが必要である。Wellsスコアの PCP（pretest clinical probability）スコアリング（表6）[13]とDダイマーの測定が推奨される。WellsスコアはDVTの臨床確率を評価するツールで，陽性所見にそれぞれ1点を加算し，その合計でDVT罹患確率を3つのリスク群に分類するもので，Dダイマーが正常の慢性期DVTを安全に除外できるといわれている（Dダイマーの上昇によって急性期DVTを確定できる）。急性DVTが強く疑われる場合は圧迫療法を行わず，静脈エコー（断層法，あるいは断層法にドプラ法を併用する超音波検査）などの画像検査を行う。

(6) 疼痛のアセスメント

　痛みの評価には，原因，実態，頻度，タイミング，部位，程度と影響に注意を払う必要がある。効果的な治療戦略は，痛みの種類によって異なる。痛みの種類は，①リンパ浮腫治療に伴う痛み，②日々の活動に付随する痛み，③background pain（もともともっている断続的もしくは連続する安静時痛）などで，いずれも患者の伝達能力が評価の精度に影響を及ぼす可能性があるので，医療者は患者の疼痛体験を正確に吸い上げて，最も効果的な疼痛管理方法を選択する必要がある。疼痛管理とその評価は，緩和ケアチームやペインクリニックの活用も考慮すべきである。

　以上のように，より早期に正確な多角的診断を行うことで，より適切なリンパ浮腫治療が行える。

B. 予防と治療

1. 予防～リンパ浮腫指導管理～

　リンパ浮腫は発症すれば完治が困難である一方，適切なリスク管理は有効な発症抑止となることが明らかである。リンパ浮腫発症のリスクとなる特定の癌治療を受けた患者に対して設定されている「リンパ浮腫指導管理」は，①リンパ浮腫の原因と病態，②発症した場合の治療選択肢の概要，③肥満予防（体重管理），感染予防など日常生活上の注意，④セルフケア指導などを網羅して個別指導を行うもので，手術のための入院時と退院後外来でそれぞれ1回ずつ100点の診療加算が認められている）[14)15)]（表7）。近年では乳癌に対するセンチネルリンパ節生検のみの腋窩手術でも一定の発症リスクになり，予防的な指導が推奨されるという結果が出ており，リンパ浮腫指導管理の適応をセンチネルリンパ節生検症例にも拡大する必要性が明らかになった。セルフケア指導では，術前の段階で体重と両側上肢もしくは両側下肢の周径を測定し，術後は定期的に自身で周径と体重を測定し，早期に発症の兆候を発見できるようにすることの重要性を十分説明する。

　セルフケアで最も重要なのは感染症（蜂窩織炎）予防と体重管理（肥満の予防・是正）である。患肢の感染は，リンパ浮腫を増悪させるばかりでなく，リスクのある肢にリンパ浮腫を新たに発症するきっかけとなり得るので，外傷，火傷や虫刺されなどによる皮膚の傷害には常に注意し，受傷時には十分な感染対策を講じる必要がある。また，肥満もリンパ浮腫の発症や増悪の一因となるので，標準体重を維持するよう心がける。

　近年，発症予防目的の弾性着衣装着が上肢では有効であるとする論文が複数報告されたため，今版では推奨グレードが上がる結果となった。弾性着衣は2024年2月時点では治療目的のみ保険適用があり，今後の動向が注目される（下肢は不変）（表8-1）[16)17)]。

　一方，発症予防を目的とした用手的リンパドレナージもしくは患者自身やケアギバーが行うシンプルリンパドレナージの効果は科学的に証明されていないので不要であり，これらを励行する指導は患者の負担をいたずらに増やすだけなので行われるべきではない。弾性着衣の装着下に，管理の行き届いた条件で負荷運動を行うことはリンパ浮腫の発症率を上げることなく患肢の運動能力を向上させ，QOLに貢献するという複数のランダム化比較試験が，特に上肢で数多く出ており，効果的な運動療法のプログラムの確立が待たれる。

2. 治　療

　リンパ浮腫に対する複合的治療（圧迫，圧迫下の運動などを含む複合的理学療法に日常生活上の指導やセルフケア指導を加えた，包括的な保存的治療）は，リンパ経路に生じた領域的なうっ滞を解消することによって，組織間隙に貯留する体液をリンパ管に回収することを目的とするものである。リンパ浮腫はいったん発症すれば完治することは非常に困難であるため，継続的な治療と定期的な経過観察による増悪の回避が必須である。これをより効果的に実現するためには，患者の治療歴や原発巣の状態（転移・再発の有無など），浮腫の状態とその重症度に加え，ライフスタイルや理解力，嗜好，経済状態など種々の因子を考慮して，個々に適したテーラーメイドの診療を模索する必要がある。他の慢性疾患同様，リンパ浮腫の日常的な管理は患者の適切なセルフケアによるところが大きく，具体的には治療に

表7　リンパ浮腫指導管理料

診療報酬の算定方法の一部を改正する件（告示）　平成28年厚生労働省告示第52号
第2章 特掲診療料 第1部 医学管理等

B001-7リンパ浮腫指導管理料100点

注1　保険医療機関に入院中の患者であって，鼠径部，骨盤部若しくは腋窩部のリンパ節郭清を伴う悪性腫瘍に対する手術を行ったもの又は原発性リンパ浮腫と診断されたものに対して，当該手術を行った日の属する月又はその前月若しくは翌月のいずれか（原発性リンパ浮腫と診断されたものにあっては，当該診断がされた日の属する月又はその翌月のいずれか）に，医師又は医師の指示に基づき看護師，理学療法士若しくは作業療法士が，リンパ浮腫の重症化等を抑制するための指導を実施した場合に，入院中1回に限り算定する。

2　注1に基づき当該点数を算定した患者であって当該保険医療機関を退院したものに対して，当該保険医療機関又は当該患者の退院後において区分番号B005-6の注1に規定する地域連携診療計画に基づいた治療を担う他の保険医療機関（当該患者について区分番号B005-6-2に掲げるがん治療連携指導料を算定した場合に限る。）において，退院した日の属する月又はその翌月に注1に規定する指導を再度実施した場合に，当該指導を実施した，いずれかの保険医療機関において，1回に限り算定する。

別表第1（医科点数表）

B001-7 リンパ浮腫指導管理料　100点

(1) リンパ浮腫指導管理料は，手術前又は手術後において，以下に示す事項について，個別に説明及び指導管理を行った場合に算定できる。当該指導管理料は，当該指導管理料の算定対象となる手術を受けた保険医療機関に入院中に当該説明及び指導管理を行った場合に1回，当該保険医療機関を退院した後に，当該保険医療機関又は当該患者の退院後において区分番号「B005-6」の「注1」に規定する地域連携診療計画に基づいた治療を担う他の保険医療機関（当該患者について区分番号「B005-6-2」がん治療連携指導料を算定した場合に限る。）において当該説明及び指導管理を行った場合にいずれか一方の保険医療機関において1回に限り，算定できる。

　ア　リンパ浮腫の病因と病態

　イ　リンパ浮腫の治療方法の概要

　ウ　セルフケアの重要性と局所へのリンパ液の停滞を予防及び改善するための具体的実施方法
　　（イ）リンパドレナージに関すること
　　（ロ）弾性着衣又は弾性包帯による圧迫に関すること
　　（ハ）弾性着衣又は弾性包帯を着用した状態での運動に関すること
　　（ニ）保湿及び清潔の維持等のスキンケアに関すること

　エ　生活上の具体的注意事項
　　リンパ浮腫を発症又は増悪させる感染症又は肥満の予防に関すること

　オ　感染症の発症等増悪時の対処方法
　　感染症の発症等による増悪時における診察及び投薬の必要性に関すること

(2) 指導内容の要点を診療録に記載する。

(3) 手術前においてリンパ浮腫に関する指導を行った場合であって，結果的に手術が行われなかった場合にはリンパ浮腫指導管理料は算定できない。

（文献14，15より）

よって改善した状態を維持し，悪化や再燃を最大限抑止できるよう，患者本人はもとより時にはケアギバー（caregiver：世話をする人，介護者）への教育にも注力しなければならないため，専門の知識や技術を習得した医療者チームがこれにあたるべきである（表8-2）[16)~18)]。

　厚生労働省の助成研究として2004年より発足し，次々と対象疾患を増やしながら展開してきた患者状態適応型パス（patient condition adaptive path system；PCAPS）研究会（現日本臨床知識学会）のリンパ浮腫班で策定した基本的なクリニカルパス（図3）と臨床プロセスチャート（図4）を示す[19)]。リンパ浮腫を発症した患肢では同一肢でも線維化の混在や局所的な皮膚病変など部位によって状態が異なる場合が少なくないので，画一的な治療は控えなければならない。

表8-1　弾性着衣・弾性包帯の療養費払い

|写|

地方社会保険事務局長
地方厚生（支）局長
都道府県民生主管部（局）
国民健康保険課（部）長　　　殿
都道府県老人医療主管部（局）
老人医療主管課（部）長

厚生労働省保険局医療課長

四肢のリンパ浮腫治療のための弾性着衣等に
係る療養費の支給における留意事項について

保医発 第0321001号
平成20年3月21日

　四肢のリンパ浮腫治療のために使用される弾性ストッキング，弾性スリーブ，弾性グローブ及び弾性包帯（以下「弾性着衣等」と言う。）にかかる療養費の支給については，「四肢のリンパ浮腫治療のための弾性着衣等に係る療養費の支給について」（平成20年3月21日保発第0321002号）により通知されたところであるが，支給に当たっての留意事項は以下のとおりであるので，周知を図られたい。

記

1　支給対象となる疾病
　　鼠径部，骨盤部若しくは腋窩部のリンパ節郭清を伴う悪性腫瘍の術後に発生する四肢のリンパ浮腫又は原発性の四肢のリンパ浮腫

2　弾性着衣（弾性ストッキング，弾性スリーブ及び弾性グローブ）の支給
（1）製品の着圧
　　30 mmHg以上の弾性着衣を支給の対象とする。ただし，関節炎や腱鞘炎により強い着圧では明らかに装着に支障をきたす場合など，医師の診断により特別の指示がある場合は20 mmHg以上の着圧であっても支給して差し支えない。
（2）支給回数
　　1度に購入する弾性着衣は，洗い替えを考慮し，装着部位毎に2着を限度とする。（パンティストッキングタイプの弾性ストッキングについては，両下肢で1着となることから，両下肢に必要な場合であっても2着を限度とする。また，例えば①乳がん，子宮がん等複数部位の手術を受けた者で，上肢及び下肢に必要な場合，②左右の乳がんの手術を受けた者で，左右の上肢に必要な場合及び③右上肢で弾性スリーブと弾性グローブの両方が必要な場合などは，医師による指示があればそれぞれ2着を限度として支給して差し支えない。）また，弾性着衣の着圧は経年劣化することから，前回の購入後6ヶ月経過後において再度購入された場合は，療養費として支給して差し支えない。
（3）支給申請費用
　　療養費として支給する額は，1着あたり弾性ストッキングについては28,000円（片足用の場合は25,000円），弾性スリーブについては16,000円，弾性グローブについては15,000円を上限とし，弾性着衣の購入に要した費用の範囲内とすること。

3　弾性包帯の支給
（1）支給対象
　　弾性包帯については，医師の判断により弾性着衣を使用できないとの指示がある場合に限り療養費の支給対象とする。
（2）支給回数
　　1度に購入する弾性包帯は，洗い替えを考慮し，装着部位毎に2組を限度とする。また，弾性包帯は経年劣化することから，前回の購入後6ヶ月経過後において再度購入された場合は，療養費として支給して差し支えない。
（3）支給申請費用
　　療養費として支給する額は，弾性包帯については装着に必要な製品（筒状包帯，パッティング包帯，ガーゼ指包帯，粘着テープ等を含む）1組がそれぞれ上肢7,000円，下肢14,000円を上限とし，弾性包帯の購入に要した費用の範囲内とすること。

4　療養費の支給申請書には，次の書類を添付させ，治療用として必要がある旨を確認した上で，適正な療養費の支給に努められたいこと。
（1）療養担当に当たる医師の弾性着衣等の装着指示書（装着部位，手術日等が明記されていること。別紙様式を参照のこと。）
（2）弾性着衣等を購入した際の領収書又は費用の額を証する書類。

（文献16，17より）

表8-2　リンパ浮腫複合的治療料と施設基準

■リンパ浮腫複合的治療料

診療報酬の算定方法の一部を改正する件（告示）　平成28年厚生労働省告示第52号
リハビリテーション

H007-4 リンパ浮腫複合的治療料
1　重症の場合　200点
2　1以外の場合100点
注1　別に厚生労働大臣が定める施設基準に適合しているものとして地方厚生局長等に届け出た保険医療機関
　　において，リンパ浮腫の患者に複合的治療を実施した場合に，患者1人1日につき1回算定する。
　2　1の場合は月1回（当該治療を開始した日の属する月から起算して2月以内は計11回）を限度として，2
　　の場合は6月に1回を限度として，それぞれ所定点数を算定する。

診療報酬の算定方法の一部改正に伴う実施上の留意事項について（通知）
平成28年3月4日　保医発0304第3号

H007-4 リンパ浮腫複合的治療料
　(1) リンパ浮腫複合的治療料は，鼠径部，骨盤部若しくは腋窩部のリンパ節郭清を伴う悪性腫瘍に対する手術
　　を行った患者又は原発性リンパ浮腫と診断された患者であって，国際リンパ学会による病期分類Ⅰ期以降
　　のものに対し，複合的治療を実施した場合に算定する。なお，この場合において，病期分類Ⅱ期以降の患
　　者が「1」の「重症の場合」の対象患者となる。
　(2) リンパ浮腫複合的治療料は，専任の医師が直接行うもの又は専任の医師の指導監督の下，専任の看護師，
　　理学療法士若しくは作業療法士が行うものについて算定する。あん摩マッサージ指圧師（当該保険医療機関
　　に勤務する者であって，あん摩マッサージ指圧師の資格を取得後，2年以上業務に従事（うち6月以上は当
　　該保険医療機関において従事）し，施設基準に定める適切な研修を修了したものに限る。）が行う場合は，専
　　任の医師，看護師，理学療法士又は作業療法士が事前に指示し，かつ事後に報告を受ける場合に限り算定
　　できる。いずれの場合も，患者1名に対し従事者1名以上の割合で実施する。
　(3) リンパ浮腫複合的治療料は，弾性着衣又は弾性包帯による圧迫，圧迫下の運動，用手的リンパドレナージ，
　　患肢のスキンケア及び体重管理等のセルフケア指導等を適切に組み合わせ，「1」の「重症の場合」は1回40
　　分以上，「2」の「1以外の場合」は1回20分以上行った場合に算定する。なお，一連の治療において，患肢
　　のスキンケア，体重管理等のセルフケア指導は必ず行うこと。また，重症の場合は，毎回の治療において
　　弾性着衣又は弾性包帯による圧迫を行うこと（圧迫を行わない医学的理由がある場合を除く。）。
　(4) 当該保険医療機関において，直近1年間にリンパ浮腫指導管理料を50回以上算定していない場合は，リン
　　パ浮腫の診断等に係る連携先として届け出た保険医療機関（直近1年間にリンパ浮腫指導管理料を50回以
　　上算定しているものに限る。）においてリンパ浮腫と診断され，リンパ浮腫の複合的治療を依頼する旨とと
　　もに紹介されたもの（B009 診療情報提供料（Ⅰ）を算定するものに限る。）についてのみ算定できる。

■リンパ浮腫複合的治療料の施設基準（含研修要件）

特掲診療料の施設基準等及びその届出に関する手続きの取扱いについて（通知）
平成28年3月4日　保医発0304第2号

第47の3の2リンパ浮腫複合的治療料
1　リンパ浮腫複合的治療料に関する施設基準
　(1) 当該保険医療機関に，次の要件を全て満たす専任の常勤医師1名以上及び専任の常勤看護師，常勤理学療
　　法士又は常勤作業療法士1名以上が勤務していること。
　ア　それぞれの資格を取得後2年以上経過していること。
　イ　直近2年以内にリンパ浮腫を5例以上経験していること。
　ウ　リンパ浮腫の複合的治療について下記（イ）から（ハ）までの要件を全て満たす研修を修了していること。
　　なお，座学の研修を実施した主体と実技を伴う研修を実施した主体が異なっても，それぞれが下記（イ）
　　から（ハ）までの要件を全て満たしていれば差し支えない。
　(イ) 国，関係学会，医療関係団体等で，過去概ね3年以上にわたり医師，看護師，理学療法士又は作業療法
　　士を対象とした教育・研修の実績があるものが主催し，修了証が交付されるものであること。
　(ロ) 内容，実施時間*等について「専門的なリンパ浮腫研修に関する教育要綱」（厚生労働省委託事業「がん
　　のリハビリテーション研修」リンパ浮腫研修委員会）に沿ったものであること。ただし，医師（専らリン
　　パ浮腫複合的治療に携わる他の従事者の監督を行い，自身では直接治療を行わないものに限る。）につ
　　いては，座学の研修のみを修了すればよい。

（文献16〜18より）

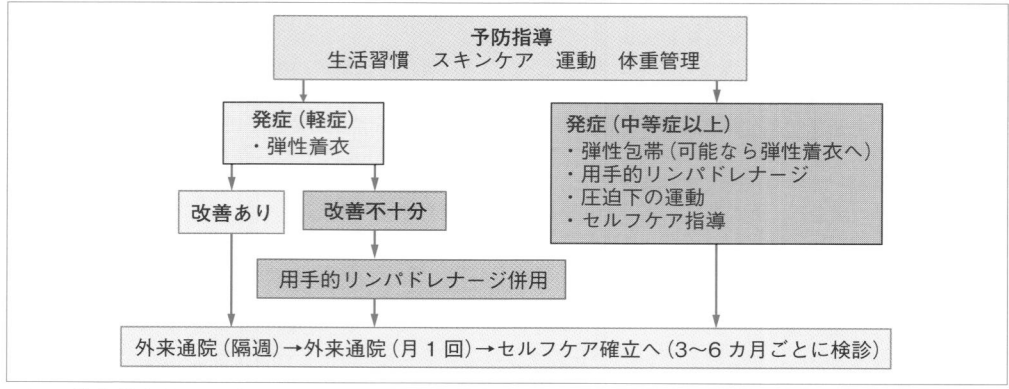

図3　基本的なクリニカルパス
従来の外来診療のみならず，在宅診療においても本クリニカルパスに準じて行われることが望ましい。

(1) 複合的治療

　標準的な複合的治療は，弾性着衣・多層包帯法による圧迫，スキンケア，圧迫下の運動，用手的リンパドレナージ，セルフケア指導が基本となる。複合的治療は重症度に応じて外来治療と入院による集中治療に分けられる。発症後の期間が比較的短いため柔らかく，線維化を伴わない初期の場合には弾性着衣の装着のみで外来通院で経過をみることが十分可能である。一方，線維化が進んで腫大や変形が著明な場合などは入院による集中治療が適している。集中治療の期間は重症度やセルフケアの達成度などに応じて，通常2〜4週間で実施されることが多く，維持治療に移行したのちにも継続的な経過観察が必要であり，一定期間で期待した効果が上がらない場合には，治療方針の再考を考慮すべきである。方針変更にあたっては，現行治療の効果が思わしくない原因をチームで分析し，患者やケアギバーの満足度や治療意欲なども勘案する。長期間にわたるリンパ浮腫治療は，患者のみならず家族にとっても心理的，経済的に大きな負担であることから，彼ら自身が治療に専念，協力する強い意志を有していることが前提である。

　複合的治療は圧迫療法が主軸をなすため，末梢動脈の閉塞や虚血性変化の除外にあたって

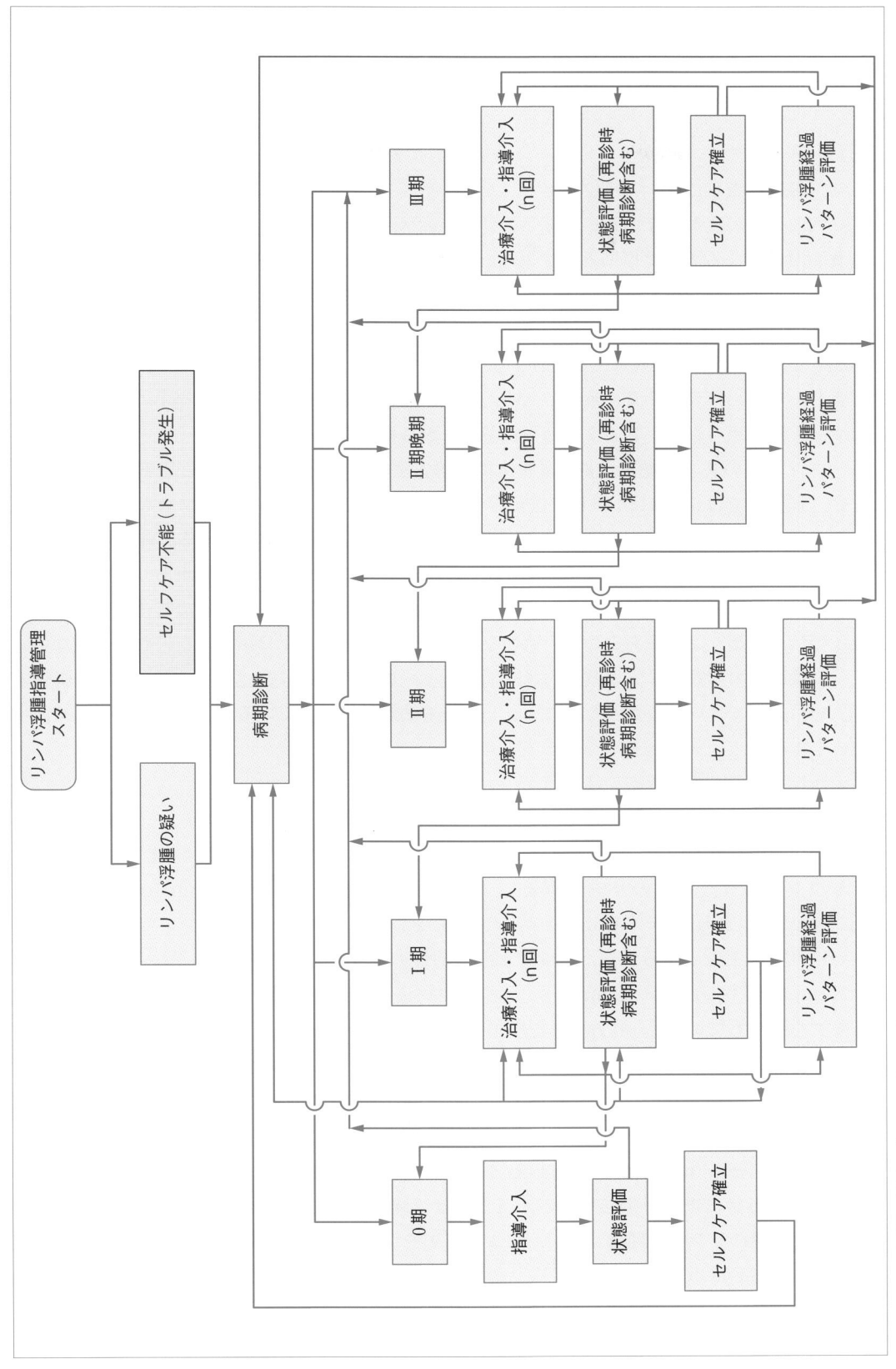

図4　リンパ浮腫の臨床プロセスチャート

B．予防と治療　**19**

は，積極的にABPIの計測を行い，動脈硬化の有無，程度を確認しておく。ABPIが0.5未満ではいかなる圧迫も禁忌，0.8未満では着圧を減弱するなどの対応を要する。そのほか，重症心不全，重症の末梢性ニューロパチー，患肢の急性炎症時なども治療の禁忌となる。

(2) 圧　迫
①弾性着衣〔CQ6,11参照〕
　四肢形状の変形がないISL Ⅰ期やⅡ期のリンパ浮腫は，弾性着衣の良い適応である。療養費の対象となる着圧は原則として30 mmHg以上とされているが，患者の状態や耐性によって適宜選択されなければならず，装着指示書に理由を明記すれば20 mmHg以上の弾性着衣を処方することができる。ただし，治療効果の観点からは，特に下肢においては30～40 mmHgが効果的とされていたが，より低圧で介入して効果が得られた臨床研究も多い。正しい着脱の指導は非常に重要であるため，口頭指示やパンフレットの提示のみにとどまらず，実際に患者自身が装着するのを視認しながら指導を行う。

　弾性着衣の装着開始後は約4週間後に装着方法や効果を評価するため診療が必要となるが，軽症例では6カ月に1回しか保険診療が認められておらず，実臨床に合わせた改正が検討されるべきである。効果が得られた場合は以降3～6カ月後に評価する。弾性着衣は経時的に着圧が弱まるので，少なくとも6カ月着用したものは交換する必要があり，定期診察はそれ以上の間隔が空かないようにする。着衣の洗濯方法など扱い方次第で劣化が早まり，着圧の低下を招くことがあるので，適切な管理方法についても十分指導しなければならない。

　交換時期の診察では，患肢の周径や病期など，患肢の状態に変化がなく前回と同じ弾性着衣を選択してよいか否かとともに，正しい装着法が習得できているかどうかも必ず再確認するとよい。

※圧迫療法の際の標準的な装着圧
　上肢・下肢リンパ浮腫の重症度に応じて弱圧から超強圧まで4段階のスリーブ圧が経験的に使い分けられている。British Lymphology Societyのガイドラインでは，上肢については，軽度，中等度，重度のリンパ浮腫に対してそれぞれ弱圧（14～18 mmHg），中圧（20～25 mmHg），強圧（25～30 mmHg）の弾性着衣を推奨しており，下肢については，早期あるいは軽度，中等度から重度，重度，重度難治性のリンパ浮腫に対してそれぞれ弱圧（14～21 mmHg），中圧（23～32 mmHg），強圧（34～46 mmHg），超強圧（49～70 mmHg）の弾性着衣を推奨している[2]。処方された圧迫レベルに患者が耐えることができない場合には，やむを得ず低圧の弾性着衣に変更されることもある。

　欧米では弾性着衣の標準規格（装着圧：クラスⅠ～Ⅳ）が決められているが，各国ごとに規格が異なり，ストッキング以外の弾性着衣に関する規格はない（表9）。

②多層包帯法 (multi-layer lymphedema bandaging；MLLB)〔CQ13参照〕
　四肢の形状に歪曲を生じている，あるいは浮腫が著明で弾性着衣の装着が困難なISL Ⅱ期後期以降のリンパ浮腫は，MLLBによる圧迫を中心とした集中治療を開始することが望ましい。MLLBは患肢の外観をさらに大きくするため，患者のQOLを著しく低下させる一方，多くの場合，弾性着衣に移行するための一定期間に行う治療であり，弾性着衣に比べて短期に大きな効果を出せる利点がある。患者や家族がその利点と欠点について十分に理解ができ

表9　弾性ストッキングの標準規格

	イギリス BS6612：1985	フランス AFNOR G30.102	ドイツ RAL-GZ387：2000	アメリカ
クラスⅠ	14〜17 mmHg	10〜15 mmHg	18〜21 mmHg	20〜30 mmHg
クラスⅡ	18〜24 mmHg	15〜20 mmHg	23〜32 mmHg	30〜40 mmHg
クラスⅢ	25〜35 mmHg	20〜36 mmHg	34〜46 mmHg	40〜50 mmHg
クラスⅣ	報告なし	>36 mmHg	>49 mmHg	50〜60 mmHg

（文献2より）

ている場合には積極的に行う価値がある。

(3) 用手的リンパドレナージ (manual lymphatic drainage；MLD)〔CQ7，14参照〕

　MLDの目的は，組織間隙に貯留している高蛋白性の体液を起始リンパ管に取り込ませてリンパ液とし，さらにそのリンパ液を標的リンパ節へ向けて排液することである[11]。皮膚浅層に分布する毛細リンパ管を標的としているので，潤滑剤をつけない手掌を患肢の皮膚面に密着させてストレッチするように施術するのが原則である。筋層に垂直方向に働きかけるいわゆるマッサージや，美容目的のもみ出すような「リンパドレナージュ」などとは本来の目的もその手技もまったく異なるものであるため，リンパ浮腫治療として用いられるのは，医療手技として専門的な教育を受けた医療者が医師の指示のもとに提供するMLDのみである。MLDは通常，単独で行われることはない。圧迫療法のみで奏効する症例も少なくないことから，MLDの要否については症例ごとに十分な吟味が必要である。

　ちなみに，患者自身やケアギバーによって行われるシンプルリンパドレナージについては，予防，発症とも有効性を示す論文はなく，推奨できない。

(4) 圧迫下の運動〔CQ9，16参照〕

　運動は，筋力トレーニング，有酸素運動，ストレッチングなどの体操に大別でき，上肢においては特に筋力トレーニングと有酸素運動がリンパ浮腫の予防と治療に有効であるとする研究が急増している。特に弾性着衣や弾性包帯による圧迫下での荷重運動は，筋ポンプを利用した体深部におけるリンパドレナージ効果を発揮すると考えられるため，圧迫下の運動としての有効性を検証した研究がほとんどである。運動の種類，実施時間，期間などについては現時点で標準化された指針はないが，発症予防効果に加え，発症後もリンパ浮腫の増悪なく患肢の運動機能が向上できるため，積極的な導入が勧められる。

(5) セルフケア (スキンケアと体重管理)〔CQ1，3，8参照〕

　リンパ浮腫の予防・治療に対してセルフケアは有効とする報告は多いが，その項目や条件は報告者によって異なり，標準化には至っていない。今回のレビューで訪問看護師による定期的なリマインドによって発症率が低下するという報告があり，セルフケアのアドヒアランスと介入の方法や頻度についてはさらなる研究が待たれる。

　スキンケアの目的は，皮膚 (爪も含む) の保清と保湿を維持し健康な組織の状態を保つことによって，感染の危険性を減少させることである。特にリンパ浮腫発症後は患肢の清潔を

保持するとともに，保湿効果の高い皮膚軟化剤で十分な湿潤化を習慣化し，常に血行が良好な健全な状態を保つようにセルフケア指導を徹底する。同時に，皮膚や爪の損傷（切傷，火傷，虫刺され，ひび割れ，さか剥けなど）を避けることと，日常的に患肢を保護する（患肢を露出しない）習慣付けなどの指導も重要である。一方，医療的な皮膚侵襲ともいえる採血は大きな関連なし，点滴については，化学療法薬が確実な発症因子とされ，それ以外は証拠不十分となった。

　体重管理については，肥満がリンパ浮腫発症と増悪の双方に関与するため，その必要性は疑いもないが，今回，発症後の治療指標としてリンパ浮腫の重症度で評価した場合は関連なしとする報告が複数あった。しかしながら，患肢体積が減少すればADL，QOLなど生活能力指標は明らかに改善するため，体重管理を無効とする解釈には慎重でありたい。

(6) 外科的治療〔CQ17〜19参照〕
　リンパ浮腫に対する外科的治療は，リンパ管細静脈吻合術（lymphatic-venous anastomosis；LVA），血管柄付きリンパ節移植術（vascularized lymph node transfer；VLNT），脂肪吸引術，切除減量術などがある。LVAやVLNTではマイクロサージャリー技術の進歩によって，超微細血管の吻合も可能となり，諸家がさまざまな術式を考案し報告してきたが，そのほとんどが症例集積研究であり，選択バイアスのリスクが高い点を指摘されてきた。しかしながら，LVAはシステマティックレビューやメタアナリシスで一定の有効性が示され，今回，推奨グレードがC1に上がった。VLNTも報告数は増えているものの，質の高い研究はなく，手技の標準化も進んでいないため，C2にとどまった。

(7) 間欠的空気圧迫療法（intermittent pneumatic compression；IPC）〔CQ15参照〕
　従来のIPCは，空気ポンプの収縮により末梢側から中枢側に向かって盲目的に着圧をかける機器で，リンパ浮腫に対する治療効果については一定の見解が得られず推奨されていなかった。今回，カダバー（cadaver）を用いてドレナージに有効なリンパルートのパターンを解明した論文報告に基づいて，新型IPCが開発され，臨床的な有用性が示されたことから，今後の展開に期待が高まっている。

(8) 薬物治療〔CQ20，21参照〕
　リンパ浮腫に対する薬物治療としては漢方とそれ以外に大別できる。漢方薬は浮腫・水滞の改善を目的に処方されることがあるが，リンパ浮腫自体に対する効果は認められていない。漢方以外の薬剤には利尿薬，クマリン，フラボンとその誘導体を含むベンゾピロン類，セレン化合物などがあるが，いずれも効果に関する一定の科学的根拠はない。なお，利尿薬は有用性を示す根拠がなく，クマリンは肝機能障害を生じることが明らかになっており，複数の国で使用禁止となっていることから，今回も禁忌とした。リンパ浮腫の根本的な治療としての薬物治療という選択肢はないといってよい。

3. 治療方針の評価と変更
　いずれの治療においても，前後の評価をすることなく漫然と開始・継続してはならない。

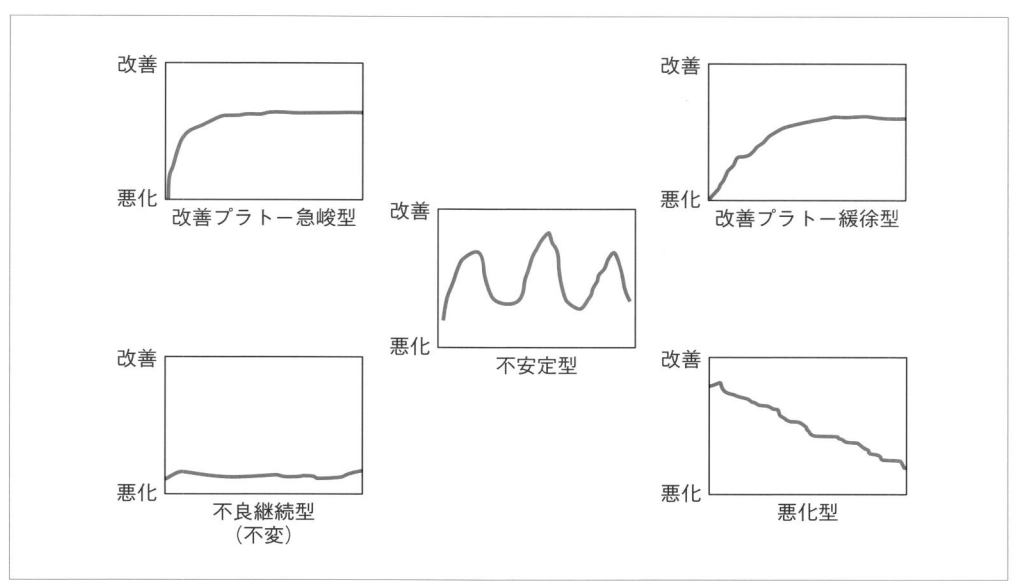

図5　治療経過のパターン分類

複合的治療が，集中治療からセルフケアも含めた維持治療に移行する際はもちろん，維持治療中も必ずその効果を定期的に評価すべきである。評価は，周径に加えて，形状，皮膚の状態（色調，弾力，柔らかさ，傷の有無など），セルフケアの到達度や治療アドヒアランスなどを客観的かつ多角的に確認し，「不変」，「不安定」や「悪化」と判定された場合には管理方法を見直し，問題点を探して，改善の余地がなければ治療方針を変更する必要がある（図5）[19]。その際は必ずインフォームドコンセントを取得し，患者の個別性にも十分考慮する必要がある。

4. 長期管理における心理社会的介入

　リンパ浮腫は慢性疾患であるため，患者や介護者（ケアギバー）のセルフマネジメントの質を高め，適正なセルフケアを継続させることが長期管理を成功させる秘訣である。なかでも，圧迫療法のアドヒアランスを保ち，体重管理，感染予防の徹底が重要であり，複合的治療と適切なセルフケアとの継続的連動が長期的なリンパ浮腫治療の成否を左右するといっても過言ではない。

　他の疾患同様，「早期診断，早期介入」によって重症化を防ぎ，より高い治療効果が得られることを認識し，効果的な管理指導を行ってセルフケアの確立に努めると同時に，医療者自身もまた，定期的に知識のアップデートや技術のブラッシュアップを継続することが望ましい。

5. エビデンス—プラクティスギャップ (evidence-practice gap；EPG)

　エビデンス（科学的根拠）に基づく診療とは，個々の患者の治療における意思決定において，最新かつ最良のエビデンスを意識的，明示的，かつ賢明に使用することと定義されているが，エビデンスと実臨床の間には乖離があり，これをエビデンス—プラクティス（診療）

ギャップという[20]。

　リンパ浮腫診療においても EPG の例外ではないが，常に最新のエビデンスをアップデートしつつ，個々の症例の特殊性を勘案してベストもしくはベターな治療を選択するという意識が重要である。

文　献

1）加藤征治，須網博夫．新しいリンパ学—微小循環・免疫・腫瘍とリンパ系．金芳堂，2015.
2）International Lymphedema Framework. Best Practice for the Management of Lymphedema. International consensus. MEP Ltd, London, 2006.
3）Damstra RJ, Mortimer PS. Diagnosis and therapy in children with lymphoedema. Phlebology. 2008；23（6）：276-86.［PMID：19029008］
4）Rossy KM, Scheinfeld NS. Lymphedema. James WD ed. Medscape.
　　http://emedicine.medscape.com/article/1087313-overview
5）厚生労働省．平成 28 年度診療報酬改定．https://www.mhlw.go.jp/file/06-Seisakujouhou-12400000-Hokenkyoku/0000115977.pdf
6）International Society of Lymphology. The diagnosis and treatment of peripheral lymphedema：2020 Consensus Document of the International Society of Lymphology. Lymphology. 2020；53（1）3-19.［PMID：32521126］
7）Gordon S, Melrose W, Warner J, et al. Lymphatic filariasis：a method to identify subclinical lower limb change in PNG adolescents. PLoS Negl Trop Dis. 2011；5（7）：e1242.［PMID：21811644］
8）Jain MS, Danoff JV, Paul SM. Correlation between bioelectrical spectroscopy and perometry in assessment of upper extremity swelling. Lymphology. 2010；43（2）：85-94.［PMID：20848996］
9）Deltombe T, Jamart J, Recloux S, et al. Reliability and limits of agreement of circumferential, water displacement, and optoelectronic volumetry in the measurement of upper limb lymphedema. Lymphology. 2007；40（1）：26-34.［PMID：17539462］
10）Czerniec SA, Ward LC, Refshauge KM, et al. Assessment of breast cancer-related arm lymphedema —comparison of physical measurement methods and self-report. Cancer Invest. 2010；28（1）：54-62.［PMID：19916749］
11）Hidding JT, Viehoff PB, Beurskens CH, et al. Measurement properties of instruments for measuring of lymphedema：systematic review. Phys Ther. 2016；96（12）：65-81.［PMID：27340195］
12）北村　薫，赤澤宏平．乳癌術後のリンパ浮腫に関する多施設実態調査と今後の課題．脈管学．2010；50（6）：715-20.
13）Partsch H, Blättler W. Compression and walking versus bed rest in the treatment of proximal deep venous thrombosis with low molecular weight heparin. J Vasc Surg. 2000；32：861-9.［PMID：11054217］
14）厚生労働省．診療報酬の算定方法の制定等に伴う実施上の留意事項について．B001-7 リンパ浮腫指導管理料．https://www.mhlw.go.jp/topics/2008/03/dl/tp0305-1d.pdfo.jp.
15）厚生労働省．「四肢のリンパ浮腫治療のための弾性着衣等に係る療養費の支給について」の一部改正について（通知）．令和 2 年 3 月 27 日　保医発 0327 第 4 号．　https://www.mhlw.go.jp/bunya/iryouhoken/iryouhoken13/dl/200327_01.pdf
16）厚生労働省．課長通知：四肢のリンパ浮腫治療のための弾性着衣等に係る療養費の支給における留意事項について．保医発第 0321001 号 平成 20 年 3 月 21 日
　　http://www.mhlw.go.jp/topics/2008/03/dl/tp0325-1c.pdf
17）厚生労働省．「四肢のリンパ浮腫治療のための弾性着衣等に係る療養費の支給における留意事項について」の一部改正について（通知）．令和 2 年 3 月 27 日 保医発 0327 第 7 号．http://www.mhlw.go.jp/bunya/iryouhoken/iryouhoken13/dl/200327_02.pdf
18）厚生労働省．令和 2 年度診療報酬改定の概要（個別的事項）．令和 2 年 3 月 5 日版．　https://www.mhlw.go.jp/content/12400000/000605493.pdf
19）北村　薫，佐藤洋子，下野僚子，他．リンパ浮腫診療における患者状態適応型パスシステム（PCAPS）の有用性について．リンパ学．2017；40（1）：57-9.
20）Hendrickx AA, Küthe SW, van der Schans CP, et al. Early referral for breast-cancer-related lymphedema：Do we follow the evidence? A two-year prospective multicenter cohort study. Cancers（Basel）. 2022；14（23）：6016.［PMID：36497495］

II. 疫学・予防

CQ 1〜11

CQ 1

セルフケアのためのリンパ浮腫指導は有用か？

推奨

セルフケアは，検証された内容で十分な指導を受けた場合には，リンパ浮腫の発症予防や発症後の増悪予防となり得る。一方，乳癌関連の上肢リンパ浮腫に対する研究に比べ，婦人科癌関連の下肢リンパ浮腫に対する研究は少なく，有効な指導内容や効果について今後も研究の余地がある。**上肢：グレードC1　下肢：グレードC1**

背景・目的

リンパ浮腫の発症予防や治療には，継続的なセルフケアが必要である。セルフケアにはさまざまな要素があるため，発症予防や発症後の増悪予防に有効な方法を検討することが重要である。また，セルフケアに対するアドヒアランスを高めるための効果的な指導方法の検討が必要である。

解　説

平成20年度の診療報酬改定でリンパ浮腫指導管理料が保険収載となった[1]。指導の具体的な内容として，①リンパ浮腫の病因と病態，②リンパ浮腫の治療方法の概要，③セルフケアの重要性と局所へのリンパ液の停滞を予防および改善するための具体的実施方法，④生活上の具体的注意事項，⑤感染症の発症等増悪時の対処方法，が挙げられている。また，平成28年度からリンパ浮腫複合的治療が保険収載となり，算定要件としては，「弾性着衣または弾性包帯による圧迫，圧迫下の運動，用手的リンパドレナージ，患肢のスキンケア，体重管理等のセルフケア指導等を適切に組み合わせ行うこと」「一連の治療において，患肢のスキンケア，体重管理等のセルフケア指導は必ず行うこと」と明記されている[2]。医療制度上，セルフケアのためのリンパ浮腫指導を行うことは，既にリンパ浮腫診療の一部として組み込まれている現状がある。

セルフケアの具体的な定義について，Harrisらは，スキンケアとして患肢の傷や針刺し，巻き爪，虫刺され，ペットの引っかき，やけどに注意することとその対処，皮膚感染したときの抗菌薬の使用，サウナやスチームバス，熱い風呂などに対する注意喚起，旅行時の注意事項，運動の推奨，体重管理を挙げている[3]。

続発性リンパ浮腫患者に対するセルフケアの効果を検証したシステマティックレビューでは，3つの論文のメタアナリシス（n＝54）の結果，1.31％（95％CI －4.73-2.11）のボリュームの縮小効果がみられたが有意差は認めていない[4]。1つのランダム化比較試験においてDASHスコアで有意に上肢機能の改善を認め，その他2つの報告において疼痛やだるさなどの自覚症状の改善を認めている。QOLについては，SF-36，FACT-Bをアウトカムとした研究で，それぞれの改善が報告されている。

上肢のリンパ浮腫と比べて，下肢のリンパ浮腫に関する研究は少ない現状であるが，下肢についてもセルフケアの有用性は同様に報告されている。Kostanoğluらは，在宅時に自分

で行えるCDTプログラム（セルフリンパドレナージ，多層弾性包帯，運動，スキンケア）を考案し，患者に指導した効果を検証した[5]。医療者が提供するCDTでうまくいかなかった患者でも，セルフケアによりリンパ浮腫に対する有効な結果が得られたと報告している。

　セルフケアが有効であるとしても指導するだけでは不十分であり，良い結果を得るためには確実に実施する必要がある。そのため，多くの指導法やセルフケアプログラム（ラジオ体操の導入，継続的リンパ浮腫モニタリング）に関する研究が報告されている[6]～[9]。患者指導の工夫としてさまざまな取り組みがなされているが，Calらは，看護師が家庭を訪問し，リンパ浮腫管理についての指導を行うことによる，リンパ浮腫の発症予防効果を検証している[10]。介入群では，毎日の体操と週ごとの上肢周径の計測を指導し，週に1回，リンパ浮腫予防のための日常生活における注意点についてリマインドを行った。対照群では計測のみ行い，6カ月後の最終訪問時にリンパ浮腫管理についての指導を行った。1,455人の乳癌患者のうち，最終的に72人の患者が解析対象（介入群37人，対照群35人）となった。6カ月の時点で，介入群ではリンパ浮腫は認められなかったが，対照群では17.1%に認めていた。健康行動理論に基づいて，リンパ浮腫管理指導を訪問看護の形で行うことで，リンパ浮腫の発症予防，自己効力感の向上，上肢機能の増悪防止について効果を認めていた。これまでにも多くの論文で同様の結果が報告されており，医療従事者は乳癌術後患者に対して，リンパ浮腫管理に関する教育や情報提供を積極的に行うべきであると推察される。

　通常，乳癌や婦人科癌の患者は，癌の治療や予後について医療者から情報を得ることには熱心であるが，治療に伴う合併症として生じるリンパ浮腫については，知識が不十分な場合も少なくない。医療者からの情報提供がない限りセルフケアは行われず，リンパ浮腫の発症率は上がることとなる。セルフケアには，皮膚の手入れから，日常生活に関わる姿勢，動作，運動習慣，趣味，娯楽に至るまでさまざまな要因が含まれており，多様化の進む現代生活では一様に定義することは難しいといえる。リンパ浮腫に対するセルフケアの効果については現在，肯定的な報告が集積されているが，今後は患者に応じたセルフケアの内容，実施する頻度や時間など，具体的な指導法が確立されていくことが望まれる。

検索式・参考にした二次資料

　文献の検索は，下記1）2）の手順で行った。

1）本ガイドライン2018年版の内容に加え，原則として新たに2017年以降2023年3月までのデータをPubMedで検索した。検索語は，「lymphedema AND self care」とした。該当した423編のうち，原発性とフィラリア症関連を除外し，以下の基準に当てはまる論文を抽出した。

［適格基準］

　①リンパ浮腫発症リスクのある患者におけるリンパ浮腫発症予防に関する原著論文，臨床試験，メタアナリシス，ランダム化比較試験

　②Primary endpointがリンパ浮腫の変化（周径，BIS，体積など），QOL，身体的苦痛，精神的苦痛，生活への影響

［除外基準］

　①対象が小児に限定されているもの

②Primary endpointが非臨床的指標のもの（サイトカイン，栄養学的指標，免疫学的指標など）

③対象が終末期患者（例えば，生命予後が6カ月以下など）に限定されているもの

④Full-length paperのある同一著者による短報

2）二次資料として，Cochrane Library，UpToDate，Clinical Evidence，ガイドライン，レビュー，コンセンサス論文を参照した。

以上の手順で，本CQに関係する文献10編を得た。

文　献

1 ）厚生労働省．診療報酬の算定方法の制定等に伴う実施上の留意事項について．B001-7 リンパ浮腫指導管理料．https://www.mhlw.go.jp/topics/2008/03/dl/tp0305-1d.pdfo.jp.
2 ）厚生労働省．平成28年度診療報酬改定．質の高いリハビリテーションの評価等⑧．https://www.mhlw.go.jp/file/06-Seisakujouhou-12400000-Hokenkyoku/0000115977.pdf.
3 ）Harris SR, Hugi MR, Olivotto IA, et al；Steering Committee for Clinical Practice Guidelines for the Care and Treatment of Breast Cancer. Clinical practice guidelines for the care and treatment of breast cancer：11. Lymphedema. CMAJ. 2001；164（2）：191-9.［PMID：11332311］
4 ）Douglass J, Graves P, Gordon S. Self-Care for Management of Secondary Lymphedema：A Systematic Review. PLoS Negl Trop Dis. 2016；10（6）：e0004740.［PMID：27275844］
5 ）Kostanoğlu A, Ramoğlu M, Güneren E. Results of home-based modified combined decongestive therapy in patients with lower extremity lymphedema. Turk J Med Sci. 2019；49（2）：610-6.［PMID：30997976］
6 ）Arinaga Y, Piller N, Sato F, et al. The 10-Min Holistic Self-Care for Patients with Breast Cancer-Related Lymphedema：Pilot Randomized Controlled Study. Tohoku J Exp Med. 2019；247（2）：139-47.［PMID：30799328］
7 ）Kilgore LJ, Korentager SS, Hangge AN, et al. Reducing Breast Cancer-Related Lymphedema（BCRL）Through Prospective Surveillance Monitoring Using Bioimpedance Spectroscopy（BIS）and Patient Directed Self-Interventions. Ann Surg Oncol. 2018；25（10）：2948-52.［PMID：29987599］
8 ）Cansız G, Arıkan Dönmez A, Kapucu S, et al. The effect of a self-management lymphedema education program on lymphedema, lymphedema-related symptoms, patient compliance, daily living activities and patient activation in patients with breast cancer-related lymphedema：A quasi-experimental study. Eur J Oncol Nurs. 2022；56：102081.［PMID：34875398］
9 ）Ligabue MB, Campanini I, Veroni P, et al. Efficacy of self-administered complex decongestive therapy on breast cancer-related lymphedema：a single-blind randomized controlled trial. Breast Cancer Res Treat. 2019；175（1）：191-201.［PMID：30712198］
10）Cal A, Bahar Z, Gorken I. Effects of Health Belief Model based nursing interventions offered at home visits on lymphedema prevention in women with breast cancer：A randomised controlled trial. J Clin Nurs. 2020；29（13-14）：2521-34.［PMID：32243029］

CQ 2

センチネルリンパ節生検によって腋窩郭清を省略した乳癌患者に対して，リンパ浮腫ケアは必要か？

推奨

腋窩に対してセンチネルリンパ節生検のみを施行した乳癌患者においても，上肢リンパ浮腫を発症する可能性は少ないながらもあるため，リンパ浮腫指導管理は必要である。
　　　　　　　　　　　　　　　　　　　　　　　　　　　　　　　　　　グレードB

背景・目的

　乳癌手術においてセンチネルリンパ節生検が標準治療となって以降，上肢リンパ浮腫は減少してきた。その適応はセンチネルリンパ節生検陰性例だけでなく，陽性例でも一定の条件を満たせば腋窩郭清は省略されるため，センチネルリンパ節生検の臨床的意義は増している。しかし，リンパ浮腫ケアは腋窩郭清施行患者が対象であるため，センチネルリンパ節生検施行患者に対するケアは重要視されていない。本CQでは，センチネルリンパ節生検施行後患者のリンパ浮腫ケアの実施について検証し，その意義を考察した。

解　説

　センチネルリンパ節生検は，腋窩郭清に比べ，術後合併症や上肢挙上障害が少なく，有意に術後QOLを改善させる。特に術後リンパ浮腫の発症率が明らかに低下することが示されており，乳癌患者の術後QOL向上に貢献している。

　イタリアの多施設共同研究では，センチネルリンパ節転移陰性乳癌を対象に腋窩郭清省略群と腋窩郭清群を比較する中で，各群それぞれ連続した100例を抽出して，腋窩関連の有害事象を比較調査しているが，術後2年目の両上肢の周径差が1 cm以上あった割合が，腋窩郭清群では37例（37％）であったのに対し，腋窩郭清省略群では1例（1％）と極めて低かった[1]。センチネルリンパ節に微小転移を認めた場合の腋窩郭清省略群と腋窩郭清群を比較するIBCSG 23-01試験でも，副次的評価項目の一つとして術後5年のリンパ浮腫発症率を比較しているが，腋窩郭清群では13％（447人中59人）であったのに対し，腋窩郭清省略群では3％（453人中15人）と極めて低かった（$p < 0.0001$）[2]。また，オーストラリアで行われた，センチネルリンパ節生検後のリンパ浮腫発症率を前向きに調査することを一つの目的としたSNAC1試験では，術後5年目に患肢において15％以上体積が増加した割合は，腋窩郭清省略群で1.7％であった（腋窩郭清群では5％，$p = 0.004$）[3]。これらの大規模な臨床試験結果から，センチネルリンパ節生検のみが行われた乳癌患者の上肢リンパ浮腫発症率は非常に低頻度であると思われる。ただし，リンパ浮腫の診断基準は明確にされていない実態調査も含めると，その発症率は5〜8％であるとする報告もある[4]〜[6]。

　近年では，センチネルリンパ節に転移を認めた場合に，腋窩郭清省略の代わりに腋窩照射を行うこともある。センチネルリンパ節転移陽性例に対する腋窩照射の有効性を検証したAMAROS試験においては，術後5年のリンパ浮腫発症率は，センチネルリンパ節生検後の

腋窩照射施行群で11％（286例中31例），腋窩郭清群で23％（328例中76例），10％以上の患肢周径増加割合を示すのはそれぞれ6％（16例），13％（43例）であり[7]，わが国での検証後，リンパ浮腫発症予防の一方法として考慮することも可能となる。また，術前化学療法を施行することにより，腋窩郭清省略の可能性も指摘されている[8]。

　センチネルリンパ節生検による腋窩郭清省略により，リンパ浮腫発症率は腋窩郭清に比べて明らかに低い。センチネルリンパ節生検後のリンパ浮腫ケアの有用性を直接的に検討した臨床試験，臨床研究はないが，生検後でも一定の割合でリンパ浮腫を発症していることから，医療者はリンパ浮腫に関する予防策，危険因子等を理解し，術後経過観察の際にもリンパ浮腫予防を行い，発症した際には早期に対応できる体制も整えておくべきである。

　近年では，センチネルリンパ節生検を含む腋窩手術や照射によるリンパ浮腫の発症予測についてのランダム化比較臨床試験も報告されている[9]。本試験では，病期Ⅰ-Ⅲ期術後乳癌患者484人を術後bioimpedance spectroscopy（BIS）使用群とtape measure（TM）使用群に分け，リンパ浮腫発症予測割合を比較したところ，広範放射線治療ありと放射線治療なしの場合，センチネルリンパ節生検症例でBIS使用群が有意に確認（33.3％ vs. 12.9％，$p = 0.03$）できたことから，TMよりBISはリンパ浮腫発症予測において勝っていたとされた。

　今後研究が進めば，リンパ浮腫の早期対応につながり，センチネルリンパ節生検施行後の乳癌患者にとっても朗報となるであろう[9]。

検索式・参考にした二次資料 ―――――――――――――――――――――――――――

　文献の検索は，下記1）〜3）の手順で行った。

1）本ガイドライン2018年版と同様，2003年1月から2017年4月までに出版されたセンチネルリンパ節生検による腋窩郭清省略について検討した代表的な6試験の医学論文から，リンパ浮腫発症率が示された3編を選択した。

2）本ガイドライン2018年版の内容に加え，原則として新たに2017年以降2023年3月までのデータをPubMedで検索した。検索語は，「Lymphedema after sentinel lymphnode biopsy AND Breast Cancer」とした。該当した25編のうち，以下の基準に当てはまる2編を抽出した。

［適格基準］

　①センチネルリンパ節生検による腋窩郭清省略に関する原著論文，臨床試験，メタアナリシス，ランダム化比較試験で，リンパ浮腫のデータが示されているもの

　②Primary endpointがQOL，身体的苦痛，精神的苦痛，生活への影響，あるいは実態調査

［除外基準］

　①対象が小児に限定されているもの

　②Primary endpointが非臨床的指標のもの（サイトカイン，栄養学的指標，免疫学的指標など）

　③対象が終末期患者（例えば，生命予後が6カ月以下など）に限定されているもの

　④Full-length paperのある同一著者による短報

3）二次資料として，Cochrane Library，UpToDate，Clinical Evidence，ガイドライン，レビュー，コンセンサス論文を参照した。

以上の手順で，本CQに関係する文献9編を得た。

文　献

1 ）Veronesi U, Paganelli G, Viale G, et al. A randomized comparison of sentinel-node biopsy with routine axillary dissection in breast cancer. N Engl J Med. 2003；349（6）：546-53.［PMID：12904519］
2 ）Galimberti V, Cole BF, Zurrida S, et al；International Breast Cancer Study Group Trial 23-01 investigators. Axillary dissection versus no axillary dissection in patients with sentinel-node micrometastases（IBCSG 23-01）：a phase 3 randomised controlled trial. Lancet Oncol. 2013；14（4）：297-305.［PMID：23491275］
3 ）Wetzig N, Gill PG, Espinoza D, et al. Sentinel-lymph-node-based management or routine axillary clearance? Five-year outcomes of the RACS sentinel node biopsy versus axillary clearance（SNAC）1 trial：Assessment and incidence of true lymphedema. Ann Surg Oncol. 2017；24（4）：1064-70.［PMID：27848050］
4 ）McLaughlin SA, Wright MJ, Morris KT, et al. Prevalence of lymphedema in women with breast cancer 5 years after sentinel lymph node biopsy or axillary dissection：objective measurements. J Clin Oncol. 2008；26（32）：5213-9.［PMID：18838709］
5 ）Bhatt NR, Boland MR, McGovern R, et al. Upper limb lymphedema in breast cancer patients in the era of Z0011, sentinel lymph node biopsy and breast conservation. Ir J Med Sci. 2018；187（2）：327-31.［PMID：28752233］
6 ）Gebruers N, Verbelen H, De Vrieze T, et al. Incidence and time path of lymphedema in sentinel node negative breast cancer patients：a systematic review. Arch Phys Med Rehabil. 2015；96（6）：1131-9.［PMID：25637862］
7 ）Donker M, van Tienhoven G, Straver ME, et al. Radiotherapy or surgery of the axilla after a positive sentinel node in breast cancer（EORTC 10981-22023 AMAROS）：a randomised, multicentre, open-label, phase 3 non-inferiority trial. Lancet Oncol. 2014；15（12）：1303-10.［PMID：25439688］
8 ）Citgez B, Yigit B, Yetkin SG. Management of the Axilla and the Breast After Neoadjuvant Chemotherapy in Patients with Breast Cancer：A Systematic Review. Sisli Etfal Hastan Tip Bul. 2021；55（2）：156-61.［PMID：34349589］
9 ）Boyages J, Vicini FA, Shah C, et al. The risk of subclinical breast cancer-related lymphedema by the extent of axillary surgery and regional node irradiation：a randomized controlled trial. Int J Radiat Oncol Biol Phys. 2021；109（4）：987-97.［PMID：33127493］

生活関連因子（採血・点滴，血圧測定，空旅，感染，高温環境，日焼け）は続発性リンパ浮腫の発症や増悪の原因となるか？

患肢での採血や血圧測定，空旅がリンパ浮腫の発症や増悪の原因となる可能性は少ない。空旅と下肢のリンパ浮腫との関連については根拠が乏しい。患肢からの静脈注射については関連が低いとされるが，投与量を記載した論文がないため，通常の輸液については評価できる十分な根拠がない。化学療法の点滴はリンパ浮腫の発症や増悪原因となる可能性がある。患肢の感染はリンパ浮腫の発症や増悪の原因となる。高い気温や入浴は関連せず，日焼けやサウナの利用は関連する可能性があるが，いずれも根拠は十分ではない。

- 採血：Substantial effect on risk unlikely（大きな関連なし）
- 点滴：通常輸液　Limited-no conclusion（証拠不十分）
　　　　化学療法　Probable（ほぼ確実）
- 血圧測定：Substantial effect on risk unlikely（大きな関連なし）
- 空旅：上肢　Substantial effect on risk unlikely（大きな関連なし）
　　　　下肢　Limited-no conclusion（証拠不十分）
- 感染：Probable（ほぼ確実）
- 高温環境：Limited-no conclusion（証拠不十分）
- 日焼け：Limited-no conclusion（証拠不十分）

背景・目的

　リンパ節を郭清した患者のリンパ浮腫発症リスクは生涯続くとされ，発症予防や発症後の重症化を防ぐことが重要とされている。そのための日常生活における注意事項や制限事項が経験的に示され，指導されている。一方で，過剰な制限事項は患者の日常生活の質を低下させることにもなる。本CQでは，日常生活における懸案事項がリンパ浮腫の発症や増悪の原因となるかを検討した。

解　説

　採血・点滴：乳癌術後患者を対象とした4編のシステマティックレビュー[1]~[4]とその引用文献10編，加えて2017年に報告されたAsdourianらによる327人を対象とした1編のコホート研究[5]がある。10編のうち3編のコホート研究を含む6編の報告が採血や静脈注射とリンパ浮腫発症との関連はないとしている[6]~[11]。5編は腋窩郭清例を対象とし，1編は腋窩郭清とリンパ節生検を合わせた検討で，研究の対象患者数は14～348人であった。リンパ浮腫との関連ありとする報告は4編あり，3編は1955年，1962年，1998年の後ろ向きコホート研究の結果で[12]~[14]，1編は腋窩郭清患者が67％を占める188人を対象とした2005年のコホート試験の報告であった[15]。JakesらやChengらはシステマティックレビューの検討の中で，リ

ンパ浮腫との関連を示唆する報告に関しては静脈穿刺からリンパ浮腫発症までの期間が不明で，穿刺手技以外の因子が影響する可能性も指摘している[1)2)]。これらの結果から，4編のシステマティックレビューによる検討では，採血や静脈注射とリンパ浮腫発症との関連はないと報告しており，Asdourianらによるコホート研究でもリンパ浮腫発症との関連はないとしている[1)~5)]。一方で，Asdourianらはタキサン系化学療法によるリンパ浮腫発症のリスクを報告しており[5)]，Bevilacquaは1,054人を対象としたコホート研究から患肢での点滴化学療法は多変量解析で独立したリンパ浮腫の危険因子であったと報告している[16)]。

　採血や静脈注射など，静脈穿刺の手技がリンパ浮腫発症と関連するという報告は年代の古いものが多い。静脈注射については関連が低いとされるが，投与量を記載した論文がないため通常の輸液については評価できる十分な根拠がない。なお，化学療法についてはリンパ浮腫発症との関連を示唆する報告があり，患肢からの化学療法の点滴は通常の輸液と分けて評価する必要がある。

　血圧測定：乳癌患者を対象としたシステマティックレビューが4編あり，いずれも血圧測定とリンパ浮腫発症との関連はないとしている[2)~4)17)]。ここに引用されている報告はコホート研究と症例対照研究が5編で，2編は腋窩郭清例を対象としており，3編は腋窩郭清例とセンチネルリンパ節生検例の双方が含まれていた。ほかに16.7%が腋窩郭清例である327人の両側乳癌を対象としたコホート研究が1編あり，血圧測定とリンパ浮腫の関連はないとしている[5)]。一方，Hayesらの176人の乳癌患者を対象とした後ろ向き観察研究では，評価方法で結果は異なるものの，血圧測定によるリンパ浮腫発症のリスクはオッズ比で1.1~3.4としている[11)]。血圧測定とは異なるが，腋窩郭清後の患者に手の手術を行う際に短時間の止血帯による圧迫を行っても浮腫の発症には影響しないとした3編の後ろ向き観察研究がある[4)]。

　血圧測定など短時間の患肢の圧迫とリンパ浮腫発症との関連はないとする報告が多い。下肢についての報告はないが，日常診療において下肢で測定することは稀であるため評価の対象外とした。

　空旅：Coらが，システマティックレビューにより乳癌術後患者と空旅の関連について12編の報告を検討し，空旅でリンパ浮腫が生じる患者は稀で，空旅の回数や飛行時間の長さもリンパ浮腫の悪化には関連しないと報告している[18)]。全例腋窩郭清後の患者を対象とした研究と腋窩郭清以外にセンチネルリンパ節生検などを含む研究があり，12編のうち4編は72~632人を対象としたコホート研究を主とする前向き試験で，いずれの報告も空旅と上肢リンパ浮腫発症との関連を否定していた[6)7)19)20)]。ほかにも症例対照研究など4編の報告が関連性を否定していた[11)21)~23)]。この中で，Fergusonらが搭乗回数や飛行時間との関連はなく[6)]，Kilbreathらが国内線と国際線の利用で差はなかったと報告しており[20)]，Grahamらは搭乗中の弾性着衣の着用は不要であるとしている[22)]。関連を示唆する報告は12編のうち3編あり，101人を対象とした2009年の症例対照研究[9)]，490人を対象とした1996年のアンケート調査報告[24)]，2009年の症例報告であった[25)]。Coらは12編の報告を統合解析し，空旅経験者の9%（107/1,189人），未経験者の8.7%（204/2,356人）にリンパ浮腫を認めたが，両群間に差はなかったと報告している[18)]。12編に加え，2017年のAsdourianらのコホート研究があり，空旅とリンパ浮腫発症との関連はみられず，空旅の回数や飛行時間による差もなかったと報告している[5)]。ほかに空旅に関連したシステマティックレビューが2編あり[3)4)]，空旅とリン

パ浮腫発症との関連はないとしているが、検討された報告はすべてCoらの検討した12編の報告に含まれていた。なお、Coらは、近年の航空機は高度12,000 mでも機内圧は標高2,400 m程度に保たれており、最新機種ではさらに機内圧が高く保たれているため、気圧低下によるリンパ浮腫への影響はわずかであるとしている[18]。

下肢については関連を検討した報告に乏しい。Casley-Smithによるリンパ浮腫患者490人（上肢続発性163人、下肢原発性136人、下肢続発性191人）を対象としたアンケート調査では、上肢では7.3%、下肢では4.6%の患者が空旅の後にリンパ浮腫を発症したと回答している[24]。

種々の研究形態が混在しているが、空旅と上肢リンパ浮腫の関連性は低い。リンパ浮腫の機序は下肢も同様であるが、飛行中の長時間の座位は健常人でも浮腫を生じるため、上肢とは別に評価する必要がある。下肢に関する報告は乏しく、今後の検討が必要である。

感染：Asdourianらは、乳癌術後患者を対象としたシステマティックレビューでエビデンスレベル2, 3の研究7編を検討し、感染や蜂窩織炎はリンパ浮腫の確たる危険因子であると報告している[4]。7編のうち、腋窩リンパ節郭清患者を対象とした4編と、腋窩郭清例とセンチネルリンパ節生検例を含めて検討した1編が関連性を示しており[6)9)16)26)27)]、対象患者数は合計2,203人で、関連なしとした報告は腋窩郭清患者を対象とした1編と腋窩郭清例とセンチネルリンパ節生検例を含めて検討した1編で[7)28)]、対象患者数の合計は398人だった。このうち、Makらは感染炎症のオッズ比をリンパ浮腫発症については3.8、重症化については4.49と報告しており[9]、Fergusonらは多変量解析で蜂窩織炎とリンパ浮腫発症に有意な関連があったことを報告している[6]。ほかに、腋窩郭清例とセンチネルリンパ節生検例を含む両側乳癌術後患者327人を検討したコホート研究が関連性を報告しており[5]、Jørgensenらは腋窩郭清例およびセンチネルリンパ節生検例を含む悪性黒色腫術後患者670人を対象にした後ろ向きコホート研究で、上肢、下肢ともに手術創の感染はリンパ浮腫発症の独立した危険因子であると報告している[29]。

患側の感染や蜂窩織炎は上肢リンパ浮腫発症との関連が強い。下肢に関する報告は乏しいが、組織中のリンパ流のうっ滞や感染による炎症の波及の機序を考えると下肢も同様と考えられる。

高温環境・日焼け：温度差に関連する報告としては、PAL試験のサブ解析として乳癌術後患者295人を対象とし、30の生活関連因子と上肢リンパ浮腫発症との関連を検討した報告があるが、発熱、暑い日の激しい運動、高温地帯への旅行、日焼け、熱い風呂への入浴はリンパ浮腫と関連しないとしている[7]。なお、サウナの利用は、多変量解析でも有意に関連あり（オッズ比6.67、$p=0.01$）としている[7]。ただし、いずれの因子も経験患者数が延べ5〜51人の少数例での検討である。また、Hayesらの報告では、日焼けによる上肢リンパ浮腫発症のリスクはオッズ比で1.1〜3.6としている[11]。

上肢ではサウナ以外、気温などの温度差とリンパ浮腫との関連は少なく、日焼けとの関連については評価が異なる。下肢については報告がなく、上肢についても報告が乏しく、いずれも今後の検討が必要である。なお、この項目については本ガイドライン2018年版以降に新たな研究報告はなかった。

　近年，腋窩リンパ節郭清とセンチネルリンパ節生検後の患者を含めた研究報告が増えている。腋窩郭清を施行した患者とセンチネルリンパ節生検のみを施行した患者では浮腫の発症率が異なり，各因子との関連性を同一に扱うかは検討の余地があるが，これまでの報告内容を総合的に検討した結果から，採血，血圧測定，空旅については，腋窩郭清後の患者でも大きな関連はないと判断した。

検索式・参考にした二次資料

　文献の検索は，下記1)2)の手順で行った。

1) 本ガイドライン2018年版の内容に加え，原則として新たに2017年以降2023年3月までのデータをPubMedで検索した。検索語は，「lymphedema AND risk AND（venepuncture OR blood draw OR blood pressure measurement OR air travel OR skin infection OR temperature OR sunburn OR suntan OR sauna OR bath）」とした。該当した116編のうち，以下の基準に当てはまる16編の論文を抽出した。加えて，これらの論文の引用文献をハンドサーチした。

［適格基準］

　①リンパ浮腫患者における診断・治療に関する原著論文，臨床試験，メタアナリシス，ランダム化比較試験，システマティックレビュー

　②Primary endpointがQOL，身体的苦痛，精神的苦痛，生活への影響，あるいは実態調査

［除外基準］

　①対象が小児に限定されているもの

　②Primary endpointが非臨床的指標のもの（サイトカイン，栄養学的指標，免疫学的指標など）

　③対象が終末期患者（例えば，生命予後が6カ月以下など）に限定されているもの

　④Full-length paperのある同一著者による短報

2) 二次資料として，Cochrane Library，UpToDate，Clinical Evidence，ガイドライン，レビュー，コンセンサス論文を参照した。

　以上の手順で，本CQに関係する文献29編を得た。

文　献

1) Jakes AD, Twelves C. Breast cancer-related lymphoedema and venepuncture：a review and evidence-based recommendations. Breast Cancer Res Treat. 2015；154（3）：455-61.［PMID：26589315］

2) Cheng CT, Deitch JM, Haines IE, et al. Do medical procedures in the arm increase the risk of lymphoedema after axillary surgery? A review. ANZ J Surg. 2014；84（7-8）：510-4.［PMID：24274353］

3) Brophy L, Bales A, Ziemann JK, et al. A review of the literature related to limb precautions after lymph node dissection. Clin J Oncol Nurs. 2022；26（1）：86-92.［PMID：35073289］

4) Asdourian MS, Skolny MN, Brunelle C, et al. Precautions for breast cancer-related lymphoedema：risk from air travel, ipsilateral arm blood pressure measurements, skin puncture, extreme temperatures, and cellulitis. Lancet Oncol. 2016；17（9）：e392-405.［PMID：27599144］

5) Asdourian MS, Swaroop MN, Sayegh HE, et al. Association between precautionary behaviors and breast cancer-related lymphedema in patients undergoing bilateral surgery. J Clin Oncol. 2017；35（35）：3934-41.［PMID：28976793］

6) Ferguson CM, Swaroop MN, Horick N, et al. Impact of ipsilateral blood draws, injections, blood pressure measurements, and air travel on the risk of lymphedema for patients treated for breast cancer. J

Clin Oncol. 2016 ; 34 （7）: 691-8. ［PMID : 26644530］

7 ）Showalter SL, Brown JC, Cheville AL, et al. Lifestyle risk factors associated with arm swelling among women with breast cancer. Ann Surg Oncol. 2013 ; 20 （3）: 842-9. ［PMID : 23054109］

8 ）Winge C, Mattiasson AC, Schultz I. After axillary surgery for breast cancer--is it safe to take blood samples or give intravenous infusions? J Clin Nurs. 2010 ; 19 （9-10）: 1270-4. ［PMID : 20345831］

9 ）Mak SS, Yeo W, Lee YM, et al. Risk factors for the initiation and aggravation of lymphoedema after axillary lymph node dissection for breast cancer. Hong Kong Med J. 2009 ; 15 （3 Suppl 4）: 8-12. ［PMID : 19509430］

10）Cole T. Risks and benefits of needle use in patients after axillary node surgery. Br J Nurs. 2006; 15 (18) : 969-74, 976-9. ［PMID : 17077767］

11）Hayes S, Cornish B, Newman B. Comparison of methods to diagnose lymphoedema among breast cancer survivors : 6-month follow-up. Breast Cancer Res Treat. 2005 ; 89 （3）: 221-6. ［PMID : 15754119］

12）Villasor RP, Lewison EF. Postmastectomy lymphedema ; a clinical investigation into its causes and prevention. Surg Gynecol Obstet. 1955 ; 100 （6）: 743-52. ［PMID : 14373386］

13）Britton RC, Nelson PA. Causes and treatment of post-mastectomy lymphedema of the arm. Report of 114 cases. JAMA. 1962 ; 180 : 95-102. ［PMID : 13873187］

14）Smith J. The practice of venepuncture in lymphoedema. Eur J Cancer Care (Engl) . 1998 ; 7 （2）: 97-8. ［PMID : 9697450］

15）Clark B, Sitzia J, Harlow W. Incidence and risk of arm oedema following treatment for breast cancer : a three-year follow-up study. QJM. 2005 ; 98 （5）: 343-8. ［PMID : 15820971］

16）Bevilacqua JL, Kattan MW, Changhong Y, et al. Nomograms for predicting the risk of arm lymphedema after axillary dissection in breast cancer. Ann Surg Oncol. 2012 ; 19 （8）: 2580-9. ［PMID : 22395997］

17）Bryant JR, Hajjar RT, Lumley C, et al. Clinical Question : In women who have undergone breast cancer surgery, including lymph node removal, do blood pressure measurements taken in the ipsilateral arm increase the risk of lymphedema? J Okla State Med Assoc. 2016 ; 109 （10）: 474-9. ［PMID : 29283534］

18）Co M, Ng J, Kwong A. Air travel and postoperative lymphedema-A systematic review. Clin Breast Cancer. 2018 ; 18 （1）: e151-5. ［PMID : 29157874］

19）Kilbreath SL, Refshauge KM, Beith JM, et al. Risk factors for lymphoedema in women with breast cancer : a large prospective cohort. Breast. 2016 ; 28 : 29-36. ［PMID : 27183497］

20）Kilbreath SL, Ward LC, Lane K, et al. Effect of air travel on lymphedema risk in women with history of breast cancer. Breast Cancer Res Treat. 2010 ; 120 （3）: 649-54. ［PMID : 20180016］

21）Swenson KK, Nissen MJ, Leach JW, et al. Case-control study to evaluate predictors of lymphedema after breast cancer surgery. Oncol Nurs Forum. 2009 ; 36 （2）: 185-93. ［PMID : 19273407］

22）Graham PH. Compression prophylaxis may increase the potential for flight-associated lymphoedema after breast cancer treatment. Breast. 2002 ; 11 （1）: 66-71. ［PMID : 14965648］

23）Ahn S, Port ER. Lymphedema precautions : time to abandon old practices? J Clin Oncol. 2016; 34 （7）: 655-8. ［PMID : 26712226］

24）Casley-Smith JR, Casley-Smith JR. Lymphedema initiated by aircraft flights. Aviat Space Environ Med. 1996 ; 67 （1）: 52-6. ［PMID : 8929203］

25）Ward LC, Battersby KJ, Kilbreath SL. Airplane travel and lymphedema : a case study. Lymphology. 2009 ; 42 （3）: 139-45. ［PMID : 19927904］

26）Petrek JA, Senie RT, Peters M, et al. Lymphedema in a cohort of breast carcinoma survivors 20 years after diagnosis. Cancer. 2001 ; 92 （6）: 1368-77. ［PMID : 11745212］

27）Soran A, D'Angelo G, Begovic M, et al. Breast cancer-related lymphedema--what are the significant predictors and how they affect the severity of lymphedema? Breast J. 2006 ; 12 （6）: 536-43. ［PMID : 17238983］

28）Johansson K, Ohlsson K, Ingvar C, et al. Factors associated with the development of arm lymphedema following breast cancer treatment : a match pair case-control study. Lymphology. 2002 ; 35 （2）: 59-71. ［PMID : 12081053］

29）Jørgensen MG, Toyserkani NM, Thomsen JB, et al. Surgical-site infection following lymph node excision indicates susceptibility for lymphedema : A retrospective cohort study of malignant melanoma patients. J Plast Reconstr Aesthet Surg. 2018 ; 71 （4）: 590-6. ［PMID : 29246739］

続発性リンパ浮腫発症リスクのある部位に行う美容的処置（レーザー，脱毛，美容目的の脂肪吸引など）は有害（あるいは禁忌）か？

> 続発性リンパ浮腫発症リスクのある部位あるいは発症部位に対して侵襲性の低い美容的処置を行うことを禁忌とする科学的根拠はなく，一般的な有害事象である熱傷や皮膚トラブルに注意して行う必要がある[1]。皮膚に損傷をきたし得る侵襲性のある美容目的の処置は，有害事象の発生リスクが高い。
>
> **Limited-suggestive（可能性あり）**

背景・目的

　リンパ浮腫の日常診療で美容的処置の可否について質問がたびたびなされるが，この課題について検討報告している論文はほぼ皆無であった。諸外国のガイドラインでも特に禁忌とはされていないというレベルである[2]。一方，美容的な処置として一般的に行われている脱毛，レーザー，脂肪吸引といった処置についてさまざまな問題点やトラブルが絶えないという事実も認識する必要がある[3]。

解　説

　皮膚は外界からの細菌の侵入のバリアとして働いている。脱毛のレーザーでは，炎症を惹起したり，水疱を形成するなど皮膚に損傷をきたすリスクは存在するため，リンパ浮腫の四肢において，これらの侵襲がリンパ管炎や蜂窩織炎を引き起こす可能性はあると考えられる。しかし，レーザーがリンパ浮腫の発症や進行に関連することを直接示す科学的根拠はない。

　リンパ浮腫患者の治療目的として発展してきた，必要な術前評価と治療前後の徹底した圧迫療法の指導内容の遵守，長期的な術後フォローが徹底される脂肪吸引や低出力レーザー[4]は，美容外科手術として健常人に適応される脂肪吸引や脱毛のレーザーとは明確に区別されるべきである。特に脂肪吸引は，皮下組織に対する侵襲が大きく，皮下の血管，リンパ管を損傷する行為である。健常人に対する脂肪吸引と同等の認識での治療は合併症や術後の病状悪化のリスクが大きく，治療の適応，治療方法ともに，極めて慎重になされる必要がある。

検索式・参考にした二次資料

　文献の検索は，下記1）2）の手順で行った。

1）2003年1月から2023年3月までに出版された英語の医学論文をPubMedで検索した。検索語は，「lymphedema AND cosmetics OR laser OR hair removal OR liposuction」とした。該当した504編のうち，原発性とフィラリア症関連を除外し，以下の基準に当てはまる論文を抽出した。

[適格基準]

①リンパ浮腫発症リスクのある患者あるいは発症患者に対して行う美容的処置に関する原著論文，臨床試験，メタアナリシス，ランダム化比較試験

②Primary endpointがリンパ浮腫の変化（周径，BIS，体積など），QOL，身体的苦痛，精神的苦痛，生活への影響，あるいは実態調査

[除外基準]

①脂肪吸引やレーザー処置をリンパ浮腫に対する治療として行ったもの

②対象が小児に限定されているもの

③Primary endpointが非臨床的指標のもの（サイトカイン，栄養学的指標，免疫学的指標など）

④対象が終末期患者（例えば，生命予後が6カ月以下など）に限定されているもの

⑤Full-length paperのある同一著者による短報

2）二次資料として，Cochrane Library，UpToDate，Clinical Evidence，ガイドライン，レビュー，コンセンサス論文を参照した。

　以上の手順で，本CQに関する文献は得られなかったが，参考文献として下記4編を抽出した。

文　献

1）厚生労働省．政策について．医療安全対策．確認してください！美容医療を受ける前にもう一度．https：//www.mhlw.go.jp/stf/newpage_04978.html
2）Project team for the development of the all-Ireland lymphedema diagnosis, assessment and management guidelines 2022. All-Ireland Lymphedema Guidelines 2022. https：//www.hse.ie/eng/services/list/2/primarycare/lymphoedema/lymphoedema-guidelines.pdf
3）一般社団法人日本美容外科学会（JSAPS）編．日本美容外科学会会報 2022 Vol. 44 特別号 美容医療診療指針（令和3年度改訂版）．全日本病院出版会．東京，2022.
4）Mahmood D, Ahmad A, Sharif F, et al. Clinical application of low-level laser therapy（Photo-biomodulation therapy）in the management of breast cancer-related lymphedema：a systematic review. BMC Cancer. 2022；22（1）：937.［PMID：36042421］

乳癌患者に対して乳房再建術を行った場合，続発性リンパ浮腫の発症に影響するか？

> 乳房再建術とリンパ浮腫発症の因果関係を検証した質の高い研究はないが，乳房再建によりリンパ浮腫が改善するとの報告も多い。少なくとも現時点では乳房再建術はリンパ浮腫の発症に影響しない。
>
> ### Substantial effect on risk unlikely（大きな関連なし）

背景・目的

　近年，インプラントが保険適用となった影響で乳房再建術が多く行われるようになったが，乳房再建がリンパ浮腫の発症に及ぼす影響については明らかになっていない。乳房再建の材料には，広背筋や腹直筋などの自家組織を用いる場合とシリコンインプラントを用いる場合がある。また，再建時期については，乳房切除と同時に乳房再建を行う「一次再建」と乳房切除後に乳房再建を行う「二次再建」に分けられ，両者がさらに組織拡張器を用いず即時に乳房再建を完成させる「一期再建」と，組織拡張器をいったん大胸筋下に留置し，皮膚や大胸筋の伸展を待ってシリコンインプラントに入れ替える「二期再建」に分けられる。本CQでは，乳房再建がリンパ浮腫の発症に関与するか否かを検証した。

解　説

　Avrahamらは，乳房切除にセンチネルリンパ節生検か腋窩郭清を受けた乳癌術後患者に対して，組織拡張器を用いた二期再建の有無により，リンパ浮腫の発症率を比較検討した[1]。中央観察期間5年において，リンパ浮腫の発症率は，再建群では5%であるのに対し，非再建群では18%と，前者で有意に低く（$p<0.004$），センチネルリンパ節生検例のみならず，腋窩郭清例においても，二期再建は術後のリンパ浮腫発症率を増加させないと報告した。Leeらは，712人の乳房切除患者をチャートレビューにより再建群と非再建群に分類し，多変量解析を用いてリンパ浮腫発症率を比較検討したところ，やはり再建群で有意に低かったと報告している（$p=0.023$）[2]。Cardらによる同様のチャートレビューでも同様の結果が得られており，再建群におけるリンパ浮腫発症率は低く，発症時期が遅かったとしている[3]。再建材料に焦点を合わせた研究として，Millerらは乳房切除後の乳癌患者616人891乳房を対象に3群比較試験を行った[4]。76%が同時再建群（65%がシリコンインプラント群，11%が自家組織群），24%が再建なし群として，再建後2年の経過観察期間中，リンパ浮腫発症率はシリコンインプラント群4.08%，自家組織群9.89%，再建なし群26.7%であった。多変量解析では，ハザード比がシリコンインプラント群0.352（$p<0.0001$），自家組織群0.706（$p=0.2151$）とシリコンインプラント群で有意に発症が少なかった。このことから，シリコンインプラントを用いた一次二期乳房再建は，リンパ浮腫の発症リスクを増加させることなく実施できると報告した。また，Blanchardらは，乳房切除後にリンパ浮腫を発症した乳癌

患者20人に対して乳房再建を行った[5]。再建方法は，3人がTRAM（腹直筋）フラップ，5人はLD（広背筋）フラップ＋シリコンインプラント，12人はシリコンインプラントを用いており，リンパ浮腫発症から乳房再建までの中央値は21カ月〔四分位範囲（IQR）17〜34カ月〕で，リンパ浮腫発症後は全例にMLD，19人に弾性着衣と14人にローストレッチバンデージを行っていた。乳癌手術から再建までの期間の中央値は，30カ月（IQR 23〜56カ月）であった。体積の中央値は，再建前が378 mL（IQR 261〜459 mL），再建後5カ月後が244 mL（IQR 159〜435 mL），22カ月後が235 mL（IQR 146〜361 mL）と，再建後に有意に減少していた（$p < 0.02$）ことから，今後は再建術式と再建の時期についての比較試験が必要であるとしながらも，乳癌術後の二期乳房再建はリンパ浮腫発症例にも適応があると結論付けた。さらにCrosbyらが1,117人1,499乳房に対して，再建方法別のリンパ浮腫発症率，治療，成績，背景因子を比較検討している[6]。平均観察期間56カ月において，リンパ浮腫発症の強い危険因子は腋窩郭清，リンパ節転移陽性多数，術後照射，BMI≧25であった。予防的乳房切除術後の再建例を除外すると，リンパ浮腫の発症率は1,013乳房中4.0%であった。乳房再建の方法による発症率や発症時期の差はなく，腋窩郭清と再建術式との相関もなく，再建術式は発症率にも発症時期にも影響していなかったと報告している。

Jeonらは，乳房切除術を受けた5,900人を後ろ向きに検討した[7]。一次一期乳房再建群と非再建群に分け，検討したところ，5,497人中630人がリンパ浮腫を発症していた。その中で乳房再建を受けた再建群と非再建群を比べると，再建群では有意に発症率が低かった（$p = 0.02$）。さらに，BMI 30 kg/m^{2}以下，腋窩リンパ節郭清10個以下，放射線療法なしも同様に有意に発症率が低かった（$p = 0.042$）。

Siotosらは，メタアナリシスで一次一期乳房再建とリンパ浮腫発症について検討した[8]。乳房再建群は乳房切除単独群よりリンパ浮腫の発症率は有意に低下した（$p < 0.001$）。また，再建方法（自家組織とインプラント）に差はなかった。さらに同年，Siotosらは，メタアナリシスで乳癌術後の二次二期乳房再建（自家組織再建）とリンパ浮腫発症について検討し，乳房再建実施例ではリンパ浮腫の発症率は有意に低下すると報告した[9]。考えられる原因として，自家組織再建の場合は，自家組織が血管やリンパ管の流れを良好にするのではないか，さらに血管内皮細胞増殖因子（vascular endothelial growth factor；VEGF）やほかのマクロファージからの媒介物による血流改善があり得るのではないかとした。人工物再建の場合は，皮膚が広げられることによってVEGFが刺激され，血管新生やリンパ管新生が進むのではないかと推測している。

以上より，長期観察においても乳房再建がリンパ浮腫の発症リスクを増加するという論文はみられない。乳房再建とリンパ浮腫発症の相関についてのランダム化比較試験はなく，現在，Laustsen-Kielらの臨床試験が，2022〜2032年で最低2,000人を登録予定で，一次乳房再建と乳房切除後に乳房再建を行う二次再建の術後患者を対象に術後リンパ浮腫やQOLをみる前向き観察研究を行っており，結果が待たれる[10]。したがって，現時点では，乳房再建は再建材料を問わず，リンパ浮腫発症の因子とはいえない。

検索式・参考にした二次資料

文献の検索は，下記1）2）の手順で行った。

1）本ガイドライン2018年版の内容に加え，原則として新たに2017年以降2023年6月までの データをPubMedで検索した。検索語は，「"Lymphedema" AND breast reconstruction NOT "case report"」とした。該当した58編のうち，以下の基準に当てはまる論文を抽出 した。

［適格基準］

　①リンパ浮腫患者における診断・治療に関する原著論文，臨床試験，メタアナリシス，ラ ンダム化比較試験，システマティックレビュー

　②Primary endpointが治療効果，身体的苦痛，精神的苦痛，QOL，あるいは実態調査

［除外基準］

　①対象が小児に限定されているもの

　②Primary endpointが非臨床的指標や発症予防のもの

　③対象が終末期患者（例えば，生命予後が6カ月以下など）に限定されているもの

　④Full-length paperのある同一著者による短報

2）二次資料として，Cochrane Library，ガイドライン，レビュー，コンセンサス論文を参 照した。

以上の手順で，本CQに関係する文献10編を得た。

文　献

1）Avraham T, Daluvoy SV, Riedel ER, et al. Tissue expander breast reconstruction is not associated with an increased risk of lymphedema. Ann Surg Oncol. 2010；17（11）：2926-32.［PMID：20499284］

2）Lee KT, Mun GH, Lim SY, et al. The impact of immediate breast reconstruction on post-mastectomy lymphedema in patients undergoing modified radical mastectomy. Breast. 2013；22（1）：53-7.［PMID：22595248］

3）Card A, Crosby MA, Liu J, et al. Reduced incidence of breast cancer-related lymphedema following mastectomy and breast reconstruction versus mastectomy alone. Plast Reconstr Surg. 2012；130（6）：1169-78.［PMID：22878475］

4）Miller CL, Colwell AS, Horick N, et al. Immediate implant reconstruction is associated with a reduced risk of lymphedema compared to mastectomy alone：a prospective cohort study. Ann Surg. 2016；263（2）：399-405.［PMID：25607768］

5）Blanchard M, Arrault M, Vignes S. Positive impact of delayed breast reconstruction on breast-cancer treatment-related arm lymphoedema. J Plast Reconstr Aesthet Surg. 2012；65（8）：1060-3.［PMID：22472052］

6）Crosby MA, Card A, Liu J, et al. Immediate breast reconstruction and lymphedema incidence. Plast Reconstr Surg. 2012；129（5）：789e-95e.［PMID：22544109］

7）Jeon HB, Jung JH, Im SH, et al. Association between Immediate Breast Reconstruction and the Development of Breast Cancer-Related Lymphedema. Plast Reconstr Surg. 2023；151（2）：214e-22e.［PMID：36696309］

8）Siotos C, Sebai ME, Wan EL, et al. Breast reconstruction and risk of arm lymphedema development：A meta-analysis. J Plast Reconstr Aesthet Surg. 2018；71（6）：807-18.［PMID：29475791］

9）Siotos C, Hassanein AH, Bello RJ, et al. Delayed Breast Reconstruction on Patients With Upper Extremity Lymphedema：A Systematic Review of the Literature and Pooled Analysis. Ann Plast Surg. 2018；81（6）：730-5.［PMID：29944525］

10）Laustsen-Kiel CM, Lauritzen E, Langhans L, et al. Study protocol for a 10-year prospective observational study, examining lymphoedema and patient-reported outcome after breast reconstruction. BMJ Open. 2021；11（12）：e052676.［PMID：34873005］

CQ 6

弾性着衣は続発性リンパ浮腫の予防的治療として勧められるか？

推奨

弾性着衣は十分な着用時間を確保することにより上肢リンパ浮腫の発症予防効果が
期待される。上肢リンパ浮腫についてはエビデンスが蓄積されつつあるが，予防的
治療であるため，益と害とのバランスを考慮した症例選択が行われるべきである。
下肢リンパ浮腫の予防的治療については依然としてエビデンスが少ない。

上肢：グレードC1　　下肢：グレードC2

背景・目的

　リンパ節を郭清した患者のリンパ浮腫発症リスクは生涯続くとされ，発症予防のための対
処が必要であり，重症化を防ぐためには早期発見と早期介入が重要とされている。弾性着衣
はリンパ浮腫患者に対する圧迫療法の一方法として用いられ，治療維持期の有用性が報告さ
れている。本CQでは，リンパ浮腫発症予防のための弾性着衣の有用性について検討した。

解　説

　Paramanandamらは，乳癌腋窩郭清術後患者307人を対象として，低圧スリーブ（20〜
25mmHg）着用による上肢リンパ浮腫の発症予防効果をランダム化比較試験で検討した[1]。
予防教育のみ（対照群）と予防教育＋スリーブ着用の2群に分け，スリーブは術翌日から術後
補助療法終了後3カ月まで日中8時間以上着用するようにした。術後1年でのリンパ浮腫発
症率とQOLを評価し，対照群に比べ，スリーブ着用群でのリンパ浮腫発症のハザード比は
bioimpedance spectroscopy（BIS）法で0.61（$p=0.004$），体積法で0.56（$p=0.034$）と低く，
QOLについてはスリーブ着用群と対照群で差はなかったと報告している。Nadal Castellsら
は，乳癌腋窩郭清術後の70人を対象として，予防教育＋運動療法と予防教育＋運動療法＋
弾性着衣（クラス1）によるリンパ浮腫発症予防効果をランダム化比較試験で検討した[2]。予
防教育は1時間，運動療法は術後12週間行うこととし，弾性着衣は術後3カ月まで1日8時
間以上着用し，その後は1日2時間の着用を指導した。リンパ浮腫の診断は左右の体積差で
行い，2年後の両群でのリンパ浮腫発症率は12.5％と12.1％で差はなかったが，着用群のう
ち3カ月間指示通り毎日8時間以上着用した人のリンパ浮腫発症率は3.7％で，毎日着用しな
かった人より有意に低かった（$p=0.02$）。この結果から，予防プログラムは有効で，指示通
り弾性着衣を使うことが重要であると報告している。Ochalekらは腋窩郭清術施行例24人
を含む乳癌術後患者45人を低圧スリーブ（15〜21 mmHg）着用群と非着用群にランダム化
し，リンパ浮腫発症率を比較した[3]。スリーブは12カ月間日中に着用し，両群とも運動療法
を併用した。非着用群は高齢でBMIが高く，腋窩郭清や化学療法施行例が少ない傾向があ
るなど患者背景にばらつきがあったが，1年後のリンパ浮腫発症率は着用群17％，非着用群
27％で，体積増加量は着用群で少なかった（$p<0.001$）。両群間でQOLに差はなく，総合的
な身体活動性は着用群のほうが良かった（$p=0.04$）。なお，試験終了後も着用を続けていた

20人の2年後のリンパ浮腫発症率は15%で，非着用者21人では28.6%だった[4]。

　一方，Paskettらは，296人の腋窩郭清患者を含む乳癌患者554人を対象としたランダム化試験で，予防教育のみ（非着用群）と予防教育＋スリーブ（20〜30 mmHg）着用＋運動療法（着用群）のリンパ浮腫予防効果を比較した[5]。運動は毎日15分行い，スリーブは運動時，航空機搭乗時，過度な活動をする時の着用を指導した。10%以上の体積増加でリンパ浮腫と判定した。関節可動域の改善は着用群のほうが良好であったが（$p < 0.0001$），18カ月後のリンパ浮腫未発症率は非着用群58%と着用群55%で差はなかった（$p = 0.37$）。なお，指示された状況のうち75%以上の時間でスリーブを着用していた人は，着用群の1/3しかなかった。

　不顕性リンパ浮腫に対する増悪予防効果を検討したランダム化比較試験があり，Bundredらは患側上肢の相対的体積が4〜9%増加した状態を不顕性リンパ浮腫，10%以上増加した状態をリンパ浮腫と定義し，術後9カ月以内に不顕性リンパ浮腫を認めた乳癌術後患者143人を対象として，スリーブを12カ月間着用する群（着用群）と非着用群に分け，介入後24カ月までのリンパ浮腫発症率を検討した[6]。着用群では30%，非着用群では41%に浮腫が発症し（$p = 0.32$），BMI < 30 kg/m^{2}の患者での発症率は着用群21%，非着用群26%だったが，高BMI（> 30 kg/m^2）の患者では着用群39%，非着用群57%と，非着用群での発症率に高い傾向がみられた（$p = 0.10$）。Soranらは乳癌腋窩郭清術後患者180人を対象としたコホート研究で，弾性着衣による不顕性上肢リンパ浮腫の増悪予防効果を検討した[7]。介入群136人では術後3〜6カ月ごとにBIS法で患肢の細胞外液量を測定し，無症状でも10ユニット以上の増加がみられた場合には不顕性リンパ浮腫と診断して短期間のリハビリテーションとリンパ浮腫予防の教育，弾性着衣の着用による予防的治療を行った。その後，患肢と健常肢の周径の差が2 cm以上となればリンパ浮腫と診断した。未介入群44人には介入を行わず，術後12カ月の時点で上肢の周径でリンパ浮腫の有無を判定し，周径の差が2 cm以上あればリンパ浮腫と診断した。介入群で45人（33.6%）に不顕性リンパ浮腫を認め，予防的治療施行後2人にリンパ浮腫が発症した。介入群と未介入群でのリンパ浮腫発症率は1.5%（2/136）と36.4%（16/44）で，定期観察と予防的治療を行うことで発症率は有意に減少した（$p < 0.001$）。Blomらは，乳癌術後の中等度リンパ浮腫患者75人を対象として，弾性着衣による浮腫悪化予防効果を検討するランダム化比較試験を行った[8]。セルフケアに加えて弾性着衣を日中6カ月間着用する群とセルフケアのみの群で，上肢体積の左右差がさらに2%以上増加した患者の割合は，着用群16%に対し，非着用群では57%と多く（$p < 0.001$），6カ月後の体積変化率は着用群で平均-3.8%，非着用群で平均0.1%であった（$p < 0.001$）。

　下肢については，Sawanらが外陰癌13人のランダム化比較試験にて，術後6カ月間，1日10時間以上ストッキング（15〜20 mmHg）を着用した6人での患肢の体積増加は607 mLで，非着用群の953 mLよりも少なく（$p = 0.01$），両群間でQOLの差はなかったが，着用群での活動指標は良好であったと報告している[9]。ただし，測定者間で算出体積に大きな差があったことを問題点として指摘している。

　Stuiverらによる鼠径リンパ節郭清術後の80人に対するランダム化比較試験では，全員にリンパ浮腫予防のための指導を行ったのち，41人は術翌日から6カ月間日中にストッキング（23〜32 mmHg, graduated compression）を着用し（着用群），39人は経過観察（非着用群）と

なった[10]。着用群のBMIは27.7 kg/m²で，非着用群のBMIは24.5 kg/m²だった。健側との比較で周径の差が4 cm以上あればリンパ浮腫と診断された。6カ月後のリンパ浮腫発症率は着用群で65%，未着用群で81%，12カ月後の発症率は78%と84%で，着用群での発症率が低かったが，両群間に有意差は認めなかった。QOLも両群間で差はなかった。Hninらは，婦人科癌で会陰部リンパ節郭清，会陰部照射，あるいは両方を行った患者56人を対象として，オーダーメイドの弾性着衣（14〜21 mmHg）着用群と非着用群を比較し，下肢リンパ浮腫発症率を検討した[11]。両群ともスキンケアやリンパドレナージの指導を受け，弾性着衣は6週間以上の着用を指示された。体積変化はペロメーターで測定し，15%を超える体積増加でリンパ浮腫と判定した。着用群の81%が週5日以上着用し，84.6%が1日7時間以上着用していた。2年間でのリンパ浮腫発症率は，着用群7.7%，非着用群13.3%で有意差はなかった（$p=0.496$）。Woodsらは，婦人科癌あるいは会陰部癌のリンパ節郭清術後患者108人を対象に，予防教育と弾性ストッキングの着用が下肢のリンパ浮腫発症予防に役立つかを評価するためにデータベースの記録を検討した[12]。予防教育＋6カ月間のストッキング着用をした60人と何も介入しなかった48人を比較したところ，12カ月後のリンパ浮腫発症率は介入群で35%，未介入群では12.5%で，介入の効果はみられなかった。なお，Woodsらは，リンパ浮腫の診断が各施設のセラピストに委ねられ基準が曖昧であることやストッキングの着用率が不明であるなどの問題点を指摘している。

　以上の結果から，上肢については手術直後からの予防的な低圧弾性着衣の使用はリンパ浮腫発症予防効果が期待される。年余にわたる長期間着用の効果は不明であるが，3カ月間1日8時間以上の着用は必要と判断される。着用の有無でQOLに差はないとする報告が多いが，益と害とのバランスを考慮した適応症例の選択が望ましい。下肢については発症抑制効果が期待できそうであるが，結果にばらつきがあり，測定バイアスも指摘されていることから，現状での推奨度判定には慎重でありたい。

検索式・参考にした二次資料 ───────────────────────

　文献の検索は，下記1)2)の手順で行った。

1) 本ガイドライン2018年版の内容に加え，原則として新たに2017年以降2023年3月までのデータをPubMedで検索した。検索語は，「lymphedema AND (precaution OR prevention) AND (compression OR garment OR sleeve)」とした。該当した131編のうち，下記の基準に当てはまる論文を抽出した。加えて，これらの論文の引用文献をハンドサーチした。

[適格基準]

　①リンパ浮腫患者における診断・治療に関する原著論文，臨床試験，メタアナリシス，ランダム化試験，システマティックレビュー

　②Primary endpointがQOL，身体的苦痛，精神的苦痛，生活への影響，あるいは実態調査

[除外基準]

　①対象が小児に限定されているもの

　②Primary endpointが非臨床的指標のもの（サイトカイン，栄養学的指標，免疫学的指標など）

③対象が終末期患者（例えば，生命予後が6カ月以下など）に限定されているもの

④Full-length paperのある同一著者による短報

2）二次資料として，Cochrane Library，UpToDate，Clinical Evidence，ガイドライン，レビュー，コンセンサス論文を参照した。

以上の手順で，本CQに関係する文献12編を得た。

文　献

1 ）Paramanandam VS, Dylke E, Clark GM, et al. Prophylactic use of compression sleeves reduces the incidence of arm swelling in women at high risk of breast cancer-related lymphedema：a randomized controlled trial. J Clin Oncol. 2022；40（18）：2004-12. [PMID：35108031]

2 ）Nadal Castells MJ, Ramirez Mirabal E, Cuartero Archs J, et al. Effectiveness of lymphedema prevention programs with compression garment after lymphatic node dissection in breast cancer：a randomized controlled clinical trial. Front Rehabil Sci. 2021；2：727256. [PMID：36188772]

3 ）Ochalek K, Gradalski T, Szygula Z, et al. Physical activity with and without arm sleeves：compliance and quality of life after breast cancer surgery-a randomized controlled trial. Lymphat Res Biol. 2018；16（3）：294-9. [PMID：29252103]

4 ）Ochalek K, Partsch H, Gradalski T, et al. Do compression sleeves reduce the incidence of arm lymphedema and improve quality of life? Two-year results from a prospective randomized trial in breast cancer survivors. Lymphat Res Biol. 2019；17（1）：70-7. [PMID：30339481]

5 ）Paskett ED, Le-Rademacher J, Oliveri JM, et al. A randomized study to prevent lymphedema in women treated for breast cancer：CALGB 70305（Alliance）. Cancer. 2021；127（2）：291-9. [PMID：33079411]

6 ）Bundred NJ, Barrett E, Todd C, et al；Investigators of BEA/PLACE studies. Prevention of lymphoedema after axillary clearance by external compression sleeves PLACE randomised trial results. Effects of high BMI. Cancer Med. 2023；12（5）：5506-16. [PMID：36507561]

7 ）Soran A, Ozmen T, McGuire KP, et al. The importance of detection of subclinical lymphedema for the prevention of breast cancer-related clinical lymphedema after axillary lymph node dissection；a prospective observational study. Lymphat Res Biol. 2014；12（4）：289-94. [PMID：25495384]

8 ）Blom KY, Johansson KI, Nilsson-Wikmar LB, et al. Early intervention with compression garments prevents progression in mild breast cancer-related arm lymphedema：a randomized controlled trial. Acta Oncol. 2022；61（7）：897-905. [PMID：35657063]

9 ）Sawan S, Mugnai R, Lopes Ade B, et al. Lower-limb lymphedema and vulval cancer：feasibility of prophylactic compression garments and validation of leg volume measurement. Int J Gynecol Cancer. 2009；19（9）：1649-54. [PMID：19955953]

10）Stuiver MM, de Rooij JD, Lucas C, et al. No evidence of benefit from class-II compression stockings in the prevention of lower-limb lymphedema after inguinal lymph node dissection：results of a randomized controlled trial. Lymphology. 2013；46（3）：120-31. [PMID：24645535]

11）Hnin YK, Ong LX, Tsai CC, et al. Does initial routine use of a compression garment reduce the risk of lower limb lymphedema after gynecological cancer treatment? A randomized pilot study in an Asian institution and review of the literature. Lymphology. 2018；51（4）：174-83. [PMID：31119907]

12）Woods M, Ruddell S, Sandsund C, et al. A service development evaluation of retrospective data exploring prophylactic risk-reducing advice for patients with gynecological cancers. J Gynecol Surg. 2020；36（4）：198-204. [PMID：32774074]

CQ 7

a. 用手的リンパドレナージ(MLD)は続発性リンパ浮腫の発症予防の一環として勧められるか？

b. シンプルリンパドレナージ(SLD)は続発性リンパ浮腫の発症予防の一環として勧められるか？

推奨

a. 用手的リンパドレナージ(MLD)が上肢リンパ浮腫の発症を予防するという質の高い根拠は示されておらず，予防的施行を行うことは勧められない。下肢リンパ浮腫患者に対するMLDの予防的施行の報告例は非常に少ないため，推奨度は評価できない。　　　　　　　　　　　　　　　**上肢：グレードC2　下肢：推奨度評価なし**

b. 上肢・下肢ともにシンプルリンパドレナージ(SLD)のエビデンスは乏しく，下肢においては推奨度は評価できない。　**上肢：グレードC2　下肢：推奨度評価なし**

背景・目的

　リンパ浮腫に対するリンパドレナージについては数多くの報告がなされている。リンパドレナージには，用手的リンパドレナージ(manual lymphatic drainage；MLD)とシンプルリンパドレナージ(simple lymphatic drainage；SLD)がある。MLDは障害のあるリンパ経路の活動を増やし，リンパ管を迂回することによって停滞しているリンパ流を改善することができる。さらに，SLDはより簡便で，患者および家族が自宅で行える方法である。MLDやSLDの治療効果については別CQで述べるが，まだリンパ浮腫を発症していない状態に対して，MLDやSLDにリンパ浮腫発症予防効果があるかどうかを判断することは難しい。本CQではMLDとSLDのリンパ浮腫発症予防効果について検討した。

解　説

1) 上肢について

　上肢リンパ浮腫の予防について，Devoogdtらは腋窩リンパ節郭清を受けた乳癌患者337人のうち同意が得られた160人で検討を行った[1]。術後早期から30分間運動療法のみ(肩の運動，大胸筋のストレッチ，創部のマッサージ)を行う対照群と，30分間運動療法(肩の運動，大胸筋のストレッチ，創部のマッサージ)＋週1〜3回程度30分間のMLDを計40回行う治療群に分けた〔その際，BMI(25以上と25未満)と腋窩への放射線治療の有無を層別化因子とした〕。その結果，術後12カ月で対照群で19%，治療群で24%がリンパ浮腫を発症し，リンパ浮腫の発生率と発生期間に有意差はなかった。さらにQOL(mental healthとphysical health)にも差はなかったと報告している。

　Liangら[2]やWanchaiら[3]が乳癌術後のリンパ浮腫に対するMLDの発症予防効果と治療効果をシステマティックレビューで検討したところ，MLDには発症予防効果も治療効果も認

めなかった。

　これらとは逆に，MLDにリンパ浮腫発症の予防効果があるとする報告もある。

　Zimmermannらは，乳癌手術を受けた67人（腋窩郭清35人，センチネルリンパ節生検32人）をMLD施行群33人と対照群34人にランダム化割り付けし，手術前，術後7日目，14日目，3カ月目，6カ月目に健側と患側の浮腫を測定した[4]。結果として，術後6カ月目に上腕体積を比較すると，MLD施行群では患肢2,108 ± 502 mL，非患肢2,130 ± 489 mLであるのに対し，対照群では患肢2,124 ± 470 mL，非患肢1,932 ± 367 mLと，MLDの介入によりリンパ浮腫の発生が有意に抑制された（$p = 0.0033$）。

　Torres Lacombaらは，2005～2007年に乳癌手術を受けた患者120人をMLDおよび肩関節運動を行う群（治療群）と対照群に分け，リンパ浮腫の発症率を比較した[5]。結果として，術後1年時点で116人中18人がリンパ浮腫を発症し，その内訳は治療群では4人（7%），対照群では14人（25%）と，治療群で有意に浮腫の発症を予防したと報告している。

　Dönmezらは，乳癌術後患者52人（25人が介入群，27人が対照群）にリンパ浮腫の予防として自宅での看護師主導の身体活動とSLD（40分間を週2回，6週間継続）を行い，検討した[6]。結果として，対照群に比べ，術後介入群でリンパ浮腫関連症状（生活制限，重さ，緊張，痺れ）に関するスコアが有意に低かった（$p < 0.05$）。6週間後の上肢の周径において，介入群ではすべての計測ポイントで健側と比較し有意な変化はみられなかったが，対照群では健側と比較し有意な増加を認め，介入群との間に有意差を認めた（$p < 0.05$）。

　これらの報告からも，上肢に対するMLDやSLDのリンパ浮腫予防効果はいまだ一定の見解が得られていない。よって，上肢に対するリンパ浮腫予防としてのMLDおよびSLDは推奨されない。

2）下肢について

　下肢リンパ浮腫のMLDおよびSLDの報告例は非常に少ない。研究論文（英文）は認めず，わが国における学会報告はあるものの，有効性については明らかでない。なお，下肢リンパ浮腫を伴う心不全患者にMLDを行ったことで病状が悪化したという報告もあり，注意が必要である[7]。よって，下肢リンパ浮腫のMLDとSLDの予防的施行は行わないよう勧められる。

検索式・参考にした二次資料

　文献の検索は，下記1）2）の手順で行った。

1）本ガイドライン2018年版の内容に加え，原則として新たに2017年以降2023年5月までのデータをPubMedで検索した。検索語は，「lymphedema AND (manual drainage OR MLD OR SLD)」とした。以下の基準に当てはまる論文を抽出した。

［適格基準］

　①リンパ浮腫患者における診断・治療に関する原著論文，臨床試験，メタアナリシス，ランダム化比較試験

　②Primary endpointがQOL，身体的苦痛，精神的苦痛，生活への影響，または生命予後のもの，あるいは実態調査

［除外基準］

①対象が小児に限定されているもの

②薬物療法

③Primary endpointが非臨床的指標のもの（サイトカイン，栄養学的指標，免疫学的指標など）

④対象が終末期患者（例えば，生命予後が6カ月以下など）に限定されているもの

⑤Full-length paperのある同一著者による短報

2) 二次資料として，Cochrane Library，UpToDate，Clinical Evidence，ガイドライン，レビュー，コンセンサス論文を参照した。

以上の手順で，本CQに関係する文献7編を得た。

文　献

1) Devoogdt N, Christiaens MR, Geraerts I, et al. Effect of manual lymph drainage in addition to guidelines and exercise therapy on arm lymphoedema related to breast cancer : randomised controlled trial. BMJ. 2011 ; 343 : d5326. ［PMID : 21885537］

2) Liang M, Chen Q, Peng K, et al. Manual lymphatic drainage for lymphedema in patients after breast cancer surgery : A systematic review and meta-analysis of randomized controlled trials. Medicine (Baltimore) . 2020 ; 99 (49) : e23192. ［PMID : 33285693］

3) Wanchai A, Armer JM. Manual lymphedema drainage for reducing risk for and managing breast cancer-related lymphedema after breast surgery : a systematic review. Nurs Womens Health. 2021 ; 25 (5) : 377-83. ［PMID : 34461070］

4) Zimmermann A, Wozniewski M, Szklarska A, et al. Efficacy of manual lymphatic drainage in preventing secondary lymphedema after breast cancer surgery. Lymphology. 2012 ; 45 (3) : 103-12. ［PMID : 23342930］

5) Torres Lacomba M, Yuste Sánchez MJ, Zapico Goñi A, et al. Effectiveness of early physiotherapy to prevent lymphoedema after surgery for breast cancer : randomised, single blinded, clinical trial. BMJ. 2010 ; 340 : b5396. ［PMID : 20068255］

6) Dönmez AA, Kapucu S. The effectiveness of a clinical and home-based physical activity program and simple lymphatic drainage in the prevention of breast cancer-related lymphedema : A prospective randomized controlled study. Eur J Oncol Nurs. 2017 ; 31 : 12-21. ［PMID : 29173822］

7) Vaassen MM. Manual Lymph Drainage in a Patient with Congestive Heart Failure : A Case Study. Ostomy Wound Manage. 2015 ; 61 (10) : 38-45. ［PMID : 26761960］

CQ 8

a. 肥満は続発性リンパ浮腫発症の危険因子か？

b. 体重管理は続発性リンパ浮腫の発症率を下げる，あるいは浮腫を軽減するか？

a. 肥満は，乳癌あるいはその治療によって起こる上肢リンパ浮腫の危険因子であると考えられる。下肢に関しても肥満はリンパ浮腫の危険因子である可能性が高いが，エビデンスが乏しく，さらなる研究が求められる。

上肢：**Probable**（ほぼ確実）　　下肢：**Limited-no conclusion**（証拠不十分）

推奨

b. 乳癌関連上肢リンパ浮腫患者に対する体重管理指導の有効性はまだ証拠が不十分である。肥満と上肢リンパ浮腫がほぼ確実に相関することを考えると，体重管理指導に関する質の高い研究が求められる。下肢リンパ浮腫については，体重管理指導とリンパ浮腫についてのエビデンスが得られなかったため，推奨度評価なし，とした。下肢リンパ浮腫についても，体重管理指導に関するエビデンスが求められる。

上肢：**グレード C1**　　下肢：**推奨度評価なし**

背景・目的

a. 肥満はリンパ浮腫の発症と関連しているとされ，乳癌術後患者指導の項目にも必ず含まれている。質の高い臨床研究の報告は乏しく，上肢に関しては近年，非ランダム化比較試験やコホート研究が増加し，一致した結果が得られてきている。本CQでは，肥満・体重管理と続発性リンパ浮腫に関する最近の知見を整理した。

b. 肥満はリンパ浮腫の危険因子である（特に上肢）。したがって，体重を減らし，肥満を改善することによってリンパ浮腫が軽減することが期待される。これについての報告を調査した。

解説

a. 肥満について

　上肢について，Can らは乳癌手術を受けた84人について，リンパ浮腫を有する群（34人）と有していない群（50人）の2群に分けて比較した[1]。平均体重，BMI，リンパ節転移個数，術後放射線治療の数はリンパ浮腫群で多かった（$p < 0.05$）。Correlation analysis では，年齢，学歴，BMI，腫瘍径，リンパ節転移個数，放射線治療がリンパ浮腫と関連があった。Logistic regression analysis では，放射線治療のみが独立した危険因子であった。スキンケア，エクササイズ，圧迫包帯で治療を受けた14人ではリンパ浮腫が著明に改善した。Fu らは，乳癌術後患者140人を肥満群（BMI＞30），過体重群（BMI 25〜30），正常／低体重群（BMI＜25）の3群に分け，体重の変化，リンパ浮腫の発症について比較した[2]。60％以上が肥満群

（30.8%）か過体重群（32.4%）であった。35%が正常群，1.4%（2人）だけが低体重群であった。12カ月後では72.1%が体重を維持し，5%以上の体重減少が15.4%に，5%以上の体重増加が12.5%にみられた。Electronic bioimpedance deviceでリンパ液レベルを測定し，L-Dex ratio＞7.1をリンパ浮腫と定義した。肥満群ではそれ以外の群に比べてリンパ浮腫が有意に多かった。

　Ridnerらは，乳癌患者38人について，BMIとリンパ浮腫の関連を調べた[3]。乳癌術後6カ月以降におけるリンパ浮腫の割合が，BMI 30以上は30未満の3.6倍であった（95%CI 1.42-9.04，p＝0.007）。Kwanらは乳癌患者997人について検討を行った[4]。133人（13.3%）がリンパ浮腫を有しており，乳癌診断時の肥満はリンパ浮腫の危険因子であるとした（HR 1.43，95%CI 0.88-2.31）。Swensonらは乳癌術後でリンパ浮腫のある94人とリンパ浮腫のない94人を比較し，単変量解析ではBMI＞25（p＝0.009），腋窩照射（p＝0.011），乳房切除（p＝0.008），化学療法（p＝0.033），リンパ節転移個数（p＝0.009），術後リンパ液吸引（p＝0.005），癌の増殖性（p＝0.008）で有意差があった[5]。多変量解析では肥満のみリンパ浮腫と関連していた（p＝0.022）。腋窩郭清を伴う乳癌手術症例を検討したJohanssonらによると，リンパ浮腫群で手術時（p＝0.03）および試験登録時（p＝0.04）のBMIが有意に高かった[6]。Helyerらは乳癌患者137人について，乳癌と診断されてから3カ月ごとに上肢の体積を追跡した。24カ月時点で16人（11.6%）にリンパ浮腫がみられた[7]。単変量解析でリンパ浮腫のリスクはBMIと有意に関連していた（p＝0.003）。多変量解析では，BMI＞30とBMI＜25の患者を比較するとオッズ比2.93（95%CI 1.03-8.31）であった。Manirakizaらは，BMI高値と乳癌治療後のリンパ浮腫の関連について2018年までのエビデンスでメタアナリシスを行っている。BMI＜25の患者に比べて，25≦BMI＜30，BMI≧30の患者でリンパ浮腫のリスクが高かった[8]。そのほか，乳癌術後においてBMI高値がリンパ浮腫の高リスクである，とする報告が多数みられる[9]~[14]。

　以上のように，上肢リンパ浮腫に関しては，多くの後ろ向き研究や症例対照研究で肥満との相関がみられている。また，小規模の前向き研究でも同様の結果が観察されている。BMIがリンパ浮腫と関連がなかったとする研究は一つだけであり[15]，それも後ろ向き研究であるため，肥満が上肢のリンパ浮腫の危険因子であることはほぼ確実と考えられる。

　下肢リンパ浮腫に関しては，肥満との関連について検討した研究は唯一，Yostらの報告のみであった[16]。子宮内膜癌手術後の1,048人にリンパ浮腫スクリーニング質問票とQOL測定表を送付し，参加した591人について検討を行った。質問票からは103人（17%）でリンパ浮腫あり，と報告された。実際には47%にリンパ浮腫があったので，30%は自覚されていない。子宮摘出のみの症例では36.1%，リンパ節・付属器切除を伴う症例では52.3%にリンパ浮腫がみられた。多変量解析の結果，BMI，うっ血性心不全，リンパ節・付属器切除，放射線治療がリンパ浮腫と相関していた。QOLスコアは，リンパ浮腫のある患者がリンパ浮腫のない患者より悪かった。この報告では，リンパ浮腫の発症率がかなり高い結果となっている。これは，米国では術後放射線照射の割合が日本より多いことが理由になっていると考える。上肢と同様，下肢も肥満がリンパ浮腫の危険因子である可能性が高いと考えるが，エビデンスが乏しいため，結論に至るためには今後の研究の集積が求められる。

b. 体重管理について

　体重管理とリンパ浮腫に関する研究は，2007年のShawらの上肢に関する2つのエビデンス以降，2018年まで報告がなかった。乳癌関連リンパ浮腫患者について，Shawらはランダム化比較試験を行った。21人の乳癌関連リンパ浮腫患者を，体重減少の食事指導を受ける群（食事指導群）と一般的な食事指導を受ける群（対照群）の2群に分け，12週間後の上肢の体積を測定した[17]。食事指導群において上肢の腫脹は有意に減少した（$p=0.003$）。Shawらは別の研究で，乳癌治療を受け，上肢にリンパ浮腫のある女性64人を，摂取カロリー低下による体重減少群（減量群），低脂肪食ではあるが摂取カロリーは減らさない群（低脂肪群），食生活をまったく変えない群（対照群）の3群に分け，24週間後に上肢の体積を測定している[18]。この研究では，対照群に対して減量群，低脂肪群では，体重（$p=0.006$），BMI（$p=0.008$），皮膚厚（$p=0.044$）が有意に減少し，体重減少とリンパ浮腫の改善についての有意な相関関係が示された（r：0.423，$p=0.002$）。しかし，その後の研究では，これまでと異なる結果が報告されている。Schmitzらは，過体重の乳癌患者においてランダム化比較試験を行い，運動と体重減少のプログラムが乳癌関連リンパ浮腫（breast cancer-related lymphedema；BCRL）に与える影響を検証した[19]。結果，運動と体重減少のプログラムとBCRLには有意な相関は認められなかった。また，Tsaiらは体重減少介入（WLI）を行った4つのランダム化比較試験を用いてメタアナリシスを行っている。患肢と健常肢の体積差の平均（MD）は，介入群と対照群で244.7 mL，234.5 mLと有意差を認めたが，上肢の体積の肢間差で表されるBCRLの重症度は減少しなかった[20]。さらに，Robertsらが乳癌術後患者の体重変化，BCRL発症等を記録した8つのコホートを解析した研究でも，体重増加者と減少者でBCRL発症率に差はなかった[21]。以上から，体重減少はBCRLを改善するという従来の仮説はまだ証拠不十分であるといえ，質の高い研究結果の集積が待たれる。

　下肢に関しては，体重管理とリンパ浮腫の関係を探索したエビデンスは見出せなかった。肥満とリンパ浮腫の関連と同様に，今後さらなる研究が待たれる。

検索式・参考にした二次資料

　文献の検索は，下記1）～3）の手順で行った。

1) 本ガイドライン2018年版の内容に加え，原則として新たに2017年以降2023年7月までのデータをPubMedで検索した。検索語は，aに対しては「lymphedema AND obesityおよびlymphedema AND BMI」，bに対しては「lymphedema AND weight reductionおよびlymphedema AND weight control」とした。それぞれ該当した803編，343編のうち，原発性とフィラリア症関連を削除し，以下の基準に当てはまる論文を抽出した。

[適格基準]
　①リンパ浮腫患者における肥満・BMI・体重管理に関する原著論文，臨床試験，メタアナリシス，ランダム化比較試験
　②Primary endpointがQOL，身体的苦痛，精神的苦痛，生活への影響，あるいは実態調査

[除外基準]
　①対象が小児に限定されているもの
　②薬物療法・予防・手術

③Primary endpoint が非臨床的指標のもの（サイトカイン，栄養学的指標，免疫学的指標など）

④対象が終末期患者（例えば，生命予後が6カ月以下など）に限定されているもの

⑤Full-length paper のある同一著者による短報

2）Best practice for the management of lymphoedema 誌からハンドサーチを行った。検索語は，「lymphedema AND（Obesity OR BMI OR weight control）」とした。

3）二次資料として，Cochrane Library，UpToDate，Clinical Evidence，ガイドライン，レビュー，コンセンサス論文を参照した。

以上の手順で，本CQのaおよびbに関係する文献21編を得た。

文　献

1）Can AG, Ekşioğlu E, Bahtiyarca ZT, et al. Assessment of risk Factors in patients who presented to the outpatient clinic for breast cancer-related lymphedema. J Breast Health. 2016；12（1）：31-6. [PMID：28331728]

2）Fu MR, Axelrod D, Guth AA, et al. Patterns of obesity and lymph fluid level during the first year of breast cancer treatment：a prospective study. J Pers Med. 2015；5（3）：326-40. [PMID：26404383]

3）Ridner SH, Dietrich MS, Stewart BR, et al. Body mass index and breast cancer treatment-related lymphedema. Support Care Cancer. 2011；19（6）：853-7. [PMID：21240649]

4）Kwan ML, Darbinian J, Schmitz KH, et al. Risk factors for lymphedema in a prospective breast cancer survivorship study：the Pathways Study. Arch Surg. 2010；145（11）：1055-63. [PMID：21079093]

5）Swenson KK, Nissen MJ, Leach JW, et al. Case-control study to evaluate predictors of lymphedema after breast cancer surgery. Oncol Nurs Forum. 2009；36（2）：185-93. [PMID：19273407]

6）Johansson K, Ohlsson K, Ingvar C, et al. Factors associated with the development of arm lymphedema following breast cancer treatment：a match pair case-control study. Lymphology. 2002；35（2）：59-71. [PMID：12081053]

7）Helyer LK, Varnic M, Le LW, et al. Obesity is a risk factor for developing postoperative lymphedema in breast cancer patients. Breast J. 2010；16（1）：48-54. [PMID：19889169]

8）Manirakiza A, Irakoze L, Shui L, et al. Lymphoedema after breast cancer treatment is associated with higher body mass index：a systematic review and meta-analysis. East Afr Health Res J. 2019；3（2）：178-92. [PMID：34308212]

9）Ahmed RL, Schmitz KH, Prizment AE, et al. Risk factors for lymphedema in breast cancer survivors, the Iowa Women's Health Study. Breast Cancer Res Treat. 2011；130（3）：981-91. [PMID：21761159]

10）Clark B, Sitzia J, Harlow W. Incidence and risk of arm oedema following treatment for breast cancer：a three-year follow-up study. QJM. 2005；98（5）：343-8. [PMID：15820971]

11）Dominick SA, Madlensky L, Natarajan L, et al. Risk factors associated with breast cancer-related lymphedema in the WHEL study. J Cancer Surviv. 2013；7（1）：115-23. [PMID：23212606]

12）van der Veen P, De Voogdt N, Lievens P, et al. Lymphedema development following breast cancer surgery with full axillary resection. Lymphology. 2004；37（4）：206-8. [PMID：15693539]

13）Vignes S, Arrault M, Dupuy A. Factors associated with increased breast cancer-related lymphedema volume. Acta Oncol. 2007；46（8）：1138-42. [PMID：17851861]

14）Fu MR, Axelrod D, Guth A, et al. The effects of obesity on lymphatic pain and swelling in breast cancer patients. Biomedicines. 2021；9（7）：818. [PMID：34356882]

15）Aoishi Y, Oura S, Nishiguchi H, et al. Risk factors for breast cancer-related lymphedema：correlation with docetaxel administration. Breast Cancer. 2020；27（5）：929-37. [PMID：32270417]

16）Yost KJ, Cheville AL, Al-Hilli MM, et al. Lymphedema after surgery for endometrial cancer：prevalence, risk factors, and quality of life. Obstet Gynecol. 2014；124（2 Pt 1）：307-15. [PMID：25004343]

17）Shaw C, Mortimer P, Judd PA. A randomized controlled trial of weight reduction as a treatment for breast cancer-related lymphedema. Cancer. 2007；110（8）：1868-74. [PMID：17823909]

18）Shaw C, Mortimer P, Judd PA. Randomized controlled trial comparing a low-fat diet with a weight-reduction diet in breast cancer-related lymphedema. Cancer. 2007；109（10）：1949-56. [PMID：17393377]

19) Schmitz KH, Troxel AB, Dean LT, et al. Effect of home-based exercise and weight loss programs on breast cancer-related lymphedema outcomes among overweight breast cancer survivors : the WISER survivor randomized clinical trial. JAMA Oncol. 2019 ; 5 (11) : 1605-13. [PMID : 31415063]
20) Tsai CL, Chih-Yang Hsu, Chang WW, et al. Effects of weight reduction on the breast cancer-related lymphedema : a systematic review and meta-analysis. Breast. 2020 ; 52 : 116-21. [PMID : 32505860]
21) Roberts SA, Gillespie TC, Shui AM, et al. Weight loss does not decrease risk of breast cancer-related arm lymphedema. Cancer. 2021 ; 127 (21) : 3939-45. [PMID : 34314022]

続発性リンパ浮腫の発症リスクのある患者に対して，運動（エクササイズ）はリンパ浮腫発症予防の一環として勧められるか？

推奨

乳癌関連上肢リンパ浮腫の発症リスクのある患者に対して，運動（エクササイズ）はリンパ浮腫発症予防の一環として推奨される。婦人科癌関連下肢リンパ浮腫における発症予防のための運動は，圧迫の併用という条件付きで行うことを考慮してもよい。

上肢：グレードB　下肢：グレードC1

背景・目的

　過去には，運動（エクササイズ）は血流増加により体液貯留を助長すると考えられ，リンパ浮腫発症の危険因子として運動を積極的に推奨しないといった指導が一般的であった歴史もある。ただ，いまだに術後は患肢で重いものをもたず酷使しないようにといった指導がなされている場合もあり，リスクとベネフィットについてエビデンスに基づいた提案を行うことは大変重要であると考えられる。近年，適切な指導を行ったうえでの運動では，有害事象の発生はなく，逆にリンパ浮腫発症リスクの低減につながったとされるデータが蓄積されている。乳癌術後の上肢リンパ浮腫について検討した報告に比べ，下肢リンパ浮腫について検討している報告は少ない。下肢については圧迫療法と運動療法を組み合わせたものがほとんどであり，運動療法単独を検証したものは非常に少ない。

解　説

　リンパ浮腫の発症リスクのある患者に対し，運動の予防的効果を検証した研究の報告は，質，量ともに増加している。

　Hayesらは，癌治療関連リンパ浮腫の発症リスクが高い患者および発症者に対して，運動による予防効果および治療効果を検証することを目的として定量的システマティックレビューを行った[1]。未発症者に対する予防効果（12論文111症例），発症者に対する治療効果（36論文149症例）を抽出し，メタアナリシスを行った。治療効果については，運動後24時間以内に評価した急性期の研究と，4週から1年後で評価した一定の介入後の研究に分けて評価した。未発症者に対する予防効果について（9割は乳癌の報告），運動群ではrelative risk（RR）は0.9で，リンパ節郭清を5個以上行った場合に限るとRRは0.49であった。発症者に対する治療効果では，運動後24時間以内の評価はすべて乳癌患者であったが，リンパ浮腫の変化は認めなかった。また，症状についても同様であった。1年後の評価ではリンパ浮腫の変化は認めなかったが，疼痛，倦怠感，上肢機能，四肢筋力，QOLで有意に改善が認められた。

　一方，癌種や治療様式ごとに適した運動プログラムについて，運動のfrequency，intensity，time and type（FITT）にも焦点を当てて，より有効な運動プログラムの確立を

目的とした研究も増加している[2]~[5]。乳癌術後患者のさまざまな合併症に対し，有効な運動内容を検討することを目的としてLinらは，定量的システマティックレビューを行っている[2]。有酸素運動，MLD，関節運動，レジスタンス運動が，疼痛（VAS），関節可動域，上肢機能（DASH），上肢の体積，リンパ浮腫の発症率，筋力の軽減や改善に有効かどうかメタアナリシスを行った。有酸素運動により，疼痛（5つの研究）は軽減していた。肩関節の伸展，内旋可動域，肩関節機能が改善，外転筋力の増強が認められた。リンパ浮腫については，4つの研究でMLDと有酸素運動の組み合わせによる上肢体積の評価を行っているが，メタアナリシスでは有意差を認めなかった。4つの研究で上肢の関節運動による上肢リンパ浮腫の発生頻度の報告（運動群n＝338，対照群n＝254）があり，メタアナリシスによりリスク低減（RR 0.343，95%CI 0.207-0.569）が示されていた。レジスタンス運動（2つの研究），有酸素運動（4つの研究）ともに（運動群n＝259，対照群n＝184），上肢機能の改善を認めた（レジスタンス運動MD −4.094，95%CI −7.901−−0.286，有酸素運動MD −5.231，95%CI −8.028−−2.434）。術後からリンパ浮腫発症予防のために上肢の関節運動を推奨すべきであるが，運動の種類についてはさらに検証が必要であるとしている。

この後Linらは，自ら乳癌術後患者に対して3種類の運動（関節運動体操のみ，＋有酸素運動，＋レジスタンス運動）を行うことでリンパ浮腫発症予防効果，疼痛やQOLに対する効果の検証と，集中的な経過観察を行うことの効果を検証するため単盲検ランダム化比較試験を行った[3]。4つのグループ〔G0：関節運動体操（JME）のみ，G1：JME＋intensive follow-up（IF），G2：JME＋有酸素運動（AE）＋IF，G3：JME＋レジスタンス運動（PRE）＋IF〕に分けた。運動は術後可及的に開始し，6カ月間行った。関節運動体操は1日3回，有酸素運動は30分間を週に5回行い，レジスタンス運動は1日2〜3回行い，負荷を少しずつ上げていく。Intensive follow-upは，術後1カ月は週1回，2〜3カ月は週2回，4〜6カ月は月1回のフォローアップを行った。また，WeChatを用いて毎日運動の状況をチェックし，FACT-B，NRS，relative volume change（RVC）について評価した。評価は，ベースライン，3カ月後，6カ月後に行った。192人の患者でプログラムの完遂が確認された。QOLは全グループで経時的に改善されたが，G3では他のグループに比べ有意に経時的な改善効果が認められた。疼痛についてはG2で他のグループに比べ有意に経時的な改善効果を認めた。リンパ浮腫の発症については，G0，G1に比べ，G2，G3で有意に抑えられていた。The American College of Sports Medicine（ACSM）のガイドラインではレジスタンス運動を推奨しており，有酸素運動についてはエビデンスが十分でないとしている[6]。一方，Linらの研究でも術後3カ月，6カ月の時点ではレジスタンス運動群（G3）のほうが有酸素運動群（G2）に比べ，発症率は低い傾向にあった。

婦人科癌術後に生じる下肢リンパ浮腫について，complex decongestive therapy（CDT）として圧迫療法と運動療法を組み合わせた報告が多い現状がある[7][8]。リンパ浮腫に対するCDTの予防効果は推奨すべき結果であるが，これらの報告から運動療法単独の効果については言及できない。運動療法単独の報告では，子宮頸癌術後患者（24人）を対象として6カ月間にわたる筋力トレーニングプログラムを行った先行研究がある[9]。ほとんどの参加者は75%以上のプログラム順守率で，リンパ浮腫関連症状も徐々に改善し，下肢体積も開始後減少した後そのままの値で推移していた。

適切な指導に基づいた運動について，有害事象の報告はなく，利点についての記載が大勢であり，積極的に推奨できる段階であると考えられる。一方，運動といってもレジスタンス筋力強化運動，有酸素運動，関節可動運動等の大まかな記述から，ウォーキング，ノルディックウォーキング，ジョギング，水中運動，ヨガ，ウェイトリフティングなど具体的な運動に絞って研究しているものなどさまざまな様式があり，それぞれ負荷量や心肺機能にかかる負担が異なる[10]。また，手術直後の運動開始時期についてもメリット，デメリットが指摘されており，今後はリンパ浮腫予防に対してより有効な運動プログラムの検討が期待される[11]。

検索式・参考にした二次資料

　文献の検索は，下記1）2）の手順で行った。

1）本ガイドライン2018年版の内容に加え，原則として新たに2017年以降2023年3月までのデータをPubMedで検索した。検索語は「lymphedema AND exercise」とした。該当した853編のうち，原発性とフィラリア症関連を除外し，以下の基準に当てはまる論文を抽出した。

［適格基準］

　①リンパ浮腫発症リスクのある患者におけるリンパ浮腫発症予防に関する原著論文，臨床試験，メタアナリシス，ランダム化比較試験

　②Primary endpointがリンパ浮腫の変化（周径，BIS，体積など），QOL，身体的苦痛，精神的苦痛，生活への影響，あるいは実態調査

［除外基準］

　①対象が小児に限定されているもの

　②Primary endpointが非臨床的指標のもの（サイトカイン，栄養学的指標，免疫学的指標など）

　③対象が終末期患者（例えば，生命予後が6カ月以下など）に限定されているもの

　④Full-length paperのある同一著者による短報

2）二次資料として，Cochrane Library，UpToDate，Clinical Evidence，ガイドライン，レビュー，コンセンサス論文を参照した。

　以上の手順で，本CQに関する文献10編と関連する文献として1編を加え，11編を得た。

文　献

1）Hayes SC, Singh B, Reul-Hirche H, et al. The effect of exercise for the prevention and treatment of cancer-related lymphedema：a systematic review with meta-analysis. Med Sci Sports Exerc. 2022；54（8）：1389-99.［PMID：35320145］
2）Lin Y, Chen Y, Liu R, et al. Effect of exercise on rehabilitation of breast cancer surgery patients：A systematic review and meta-analysis of randomized controlled trials. Nurs Open. 2023；10（4）：2030-43.［PMID：36451034］
3）Lin Y, Wu C, He C, et al. Effectiveness of three exercise programs and intensive follow-up in improving quality of life, pain, and lymphedema among breast cancer survivors：a randomized, controlled 6-month trial. Support Care Cancer. 2022；31（1）：9.［PMID：36512157］
4）Baumann FT, Reike A, Hallek M, et al. Does exercise have a preventive effect on secondary lymphedema in breast cancer patients following local treatment？- A systematic review. Breast Care (Ba-

sel）. 2018；13（5）：380-5. ［PMID：30498426］

5）Dönmez AA, Kapucu S. The effectiveness of a clinical and home-based physical activity program and simple lymphatic drainage in the prevention of breast cancer-related lymphedema：A prospective randomized controlled study. Eur J Oncol Nurs. 2017；31：12-21. ［PMID：29173822］

6）Campbell KL, Winters-Stone KM, Wiskemann J, et al. Exercise guidelines for cancer survivors：consensus statement from international multidisciplinary roundtable. Med Sci Sports Exerc. 2019；51（11）：2375-90. ［PMID：31626055］

7）Wang X, Ding Y, Cai HY, et al. Effectiveness of modified complex decongestive physiotherapy for preventing lower extremity lymphedema after radical surgery for cervical cancer：a randomized controlled trial. Int J Gynecol Cancer. 2020；30（6）：757-63 ［PMID：32107315］

8）Wu X, Liu Y, Zhu D, et al. Early prevention of complex decongestive therapy and rehabilitation exercise for prevention of lower extremity lymphedema after operation of gynecologic cancer. Asian J Surg. 2021；44（1）：111-5. ［PMID：32402630］

9）Zhang J, Ju X, Feng Z, et al. Progressive resistance exercise training to prevent lower-limb lymphedema after cervical cancer surgery：A feasibility study. Asia Pac J Oncol Nurs. 2021；9（1）：32-8. ［PMID：35528793］

10）Bloomquist K, Oturai P, Steele ML, et al. Heavy-load lifting：acute response in breast cancer survivors at risk for lymphedema. Med Sci Sports Exerc. 2018；50（2）：187-95. ［PMID：28991039］

11）Redemski T, Hamilton DG, Schuler S, et al. Rehabilitation for women undergoing breast cancer surgery：a systematic review and meta-analysis of the effectiveness of early, unrestricted exercise programs on upper limb function. Clin Breast Cancer. 2022；22（7）：650-65. ［PMID：35902321］

II

疫学・予防

放射線照射は続発性リンパ浮腫発症の危険因子か？

上肢
乳癌術後（乳房手術＋腋窩郭清）に領域リンパ節（腋窩・鎖骨下・鎖骨上窩）への照射を施行した場合，患肢のリンパ浮腫発症のリスクは高まることは明らかである。腋窩の手術がセンチネルリンパ節生検のみの場合に領域リンパ節（腋窩）への照射を施行した場合や，乳癌の術式によらず領域リンパ節を含まない照射（温存乳房のみ，胸壁のみ）を施行した場合でも，リンパ浮腫発症のリスクは高まる可能性がある。

- 腋窩郭清後に領域リンパ節（腋窩・鎖骨下・鎖骨上窩）への照射を施行した場合：Convincing（確実）
- センチネルリンパ節生検のみの場合，領域リンパ節（腋窩）への照射を施行した場合：Limited-suggestive（可能性あり）
- 乳癌術後に領域リンパ節を含まない照射（温存乳房のみ，胸壁のみ）を施行した場合：Limited-suggestive（可能性あり）

下肢
婦人科癌の術後に放射線療法を行った場合，照射方法（外照射か内照射か），照射野によってリスクの程度は違うが，いずれの場合でも放射線療法を行ったほうがリンパ浮腫の発症率が高いことが一環して報告されている。

- 婦人科癌に対する骨盤リンパ節郭清術後の全骨盤照射はリンパ浮腫発症のリスクとなる。　　　　　　　　　　　　　　　　　　　　Convincing（確実）
- 婦人科癌では，主治療として全骨盤照射を施行した場合でもリンパ浮腫発症リスクとなる。　　　　　　　　　　　　　　　　　　　　　Probable（ほぼ確実）

背景・目的

　一般的に，放射線照射によって引き起こされる組織の線維化がリンパ管を圧排し，リンパ浮腫発症に関与することは知られている。

　乳癌に関しては，先行する手術術式，照射の部位によって，リンパ浮腫発症のリスクが異なる。近年では，センチネルリンパ節生検が腋窩に対する標準的な術式となり，センチネルリンパ節に転移を認めた場合に腋窩郭清の代替手段として腋窩への照射を行うことも増えている。現在行われている照射範囲によるリンパ浮腫発症のリスクを検討した。

　婦人科癌においては，子宮頸癌や子宮体癌の術後療法として，化学療法を行う場合と放射線照射をする場合がある。術後療法が必要となる危険因子には，高リスクとしてリンパ節転移陽性，子宮傍結合織浸潤などがあり，中リスクとして，深い間質浸潤，脈管侵襲，大きな腫瘍径などがある。リンパ節郭清後はリンパ浮腫が発生しやすいが，術後照射や化学放射線療法を加えることによるリンパ浮腫発症のリスクについて調査した。

　なお，婦人科癌で初回治療として放射線治療を行うのは子宮頸癌である。『子宮頸癌治療

ガイドライン2022年版』（日本婦人科腫瘍学会編）においても，IA2期やIB1期，IIA1期で照射を選択する場合は放射線単独照射，IB2期以上の症例では化学放射線療法を推奨している。リンパ節郭清を行わない状態での，放射線照射あるいは化学放射線療法でのリンパ浮腫発症について調査した。

解 説

1）上肢について

　乳癌術後の放射線療法は，乳房温存手術を行った場合の温存乳房への照射や，乳房切除術後の胸壁照射，リンパ節転移が高度陽性である場合の領域リンパ節（腋窩・鎖骨下・鎖骨上窩）への照射などがある。また近年では，センチネルリンパ節に転移があった場合に腋窩リンパ節郭清の代替手段として腋窩への照射が施行されることが増えている。

　Herd-Smithらは，イタリアのがん登録患者から1,278人の乳癌患者を対象とし，上肢の周径差が5％以上あった場合をリンパ浮腫とし，乳癌の治療方法（術式や照射の有無，化学療法の有無など）とリンパ浮腫発症の相関について調査した[1]。全体の15.9％にリンパ浮腫を認め，術後照射と摘出リンパ節数がリンパ浮腫発症の独立した危険因子であったと報告した。一方，Clarkらが251人の乳癌患者を3年間フォローし，リンパ浮腫発症の危険因子について調べた結果では，術式（乳房切除術）はリンパ浮腫発症の危険因子であったが，術後照射の有無は相関しなかった[2]。これらの報告では，照射野に関しては検討されていなかった。Ozaslanらは乳房切除術後の乳癌患者240人を対象として，治療関連因子や臨床病理学的因子とリンパ浮腫発症について調査し，腋窩領域への照射とBMIが発症の危険因子であると報告した[3]。また，Tsaiらは，乳癌治療とリンパ浮腫発症との相関を調べたメタアナリシスで，乳房切除術，腋窩郭清の範囲，術後照射，リンパ節転移陽性が発症の危険因子であったとした[4]。このメタアナリシスのなかで，照射野の詳細が不明のものも含めた49の研究では，術後照射を行った場合，行わなかった場合と比べてリンパ浮腫の発症は1.92倍（95％CI 1.61-2.28，$p<0.001$），腋窩への照射に限ると14の研究から2.97倍（95％CI 2.06-4.28，$p=0.0283$）といずれも有意にリンパ浮腫が増加した。

　Nguyenらは，乳癌患者1,794人を10年以上フォローしたコホート研究の結果，5年でのリンパ浮腫発症は全体の9.1％にみられたが，腋窩への術式，照射の有無，化学療法の有無やこれら治療法の組み合わせによってリンパ浮腫の発症率が異なっていた。照射の有無に関して，照射なしの場合は5年で4.2％，乳房または胸壁のみの場合の照射の場合は6.1％，それに加えて領域リンパ節への照射を行った場合は31.3％であった。多変量解析で，照射なしと比較して，乳房または胸壁照射のみの照射ではリンパ浮腫の発症リスクが1.55倍（95％CI 0.4-2.59，$p=0.09$），領域リンパ節を含めると1.91倍（95％CI 1.19-3.08，$p=0.008$）と，領域リンパ節まで含めた照射で有意にリンパ浮腫発症のリスクが高まる結果であった[5]。Kilbreathらも同様に，腋窩への照射によってリンパ浮腫発症のリスクが2.6倍（$p=0.14$）となることを報告している[6]。

　領域リンパ節への照射の範囲とリンパ浮腫についても多くの研究報告があり，Kimらは鎖骨上リンパ浮腫を含めた乳房照射はHR 2.03，$p=0.003$でリスクを高めるとしている[7]。Warrenらは，1,476人の乳癌患者に対して，照射別にリンパ浮腫発症リスクを前向きに検討

し，2年のリンパ浮腫発症率は，乳房または胸壁のみの照射では3.1%，鎖骨上窩を含めた照射では21.9%，鎖骨上窩および腋窩領域も含めた照射では21.1%であり，領域リンパ節への照射は乳房または胸壁のみの照射と比べてリンパ浮腫発症のリスクは1.7倍高いことを報告した[8]。本研究では，領域リンパ節を含め照射を行った群のほとんどが腋窩郭清を受けており，センチネルリンパ節生検と領域リンパ節への照射を行った患者についての解析は行い得なかった。Naoumらも，1,815人の乳癌患者に対する前向き研究を行い，腋窩手術の方法と，照射野ごとにリンパ浮腫発症のリスクを検討した。その結果，5年のリンパ浮腫発症率はセンチネルリンパ節生検のみで8%，センチネルリンパ節生検と領域リンパ節への照射で11%，腋窩郭清のみで25%，腋窩郭清と領域リンパ節への照射で30%であり，腋窩手術の方法によってリンパ浮腫の発症率は異なるが，領域リンパ節への照射を加えることで3〜5%リンパ浮腫の発症率が高まるとした[9]。一方，Shaitelmanらは領域リンパ節への照射についてメタアナリシスを行い，乳房照射や胸壁のみの照射に比べて，領域リンパ節への照射を加えることで，リンパ浮腫発症のリスクは高まるものの，腋窩手術がセンチネルリンパ節生検のみの場合はリンパ浮腫発症のリスクは有意に増加せず，腋窩郭清の場合で2.74倍（95%CI 1.38-5.44，$p=0.0283$）と有意にリスクが高まるため，腋窩手術のほうがより重要な因子であると報告した[10]。

　このように，乳癌患者においては，照射の有無とリンパ浮腫の発症は関連するという報告が多数あり，メタアナリシスでも示されている。特に，腋窩郭清を行った後に領域リンパ節への照射を行った場合では，ほとんどの研究で有意にリンパ浮腫発症のリスクが高まっており，放射線照射の影響は確実であると考えられる。腋窩手術がセンチネルリンパ節生検のみの場合，領域リンパ節への照射がリンパ浮腫発症に与える影響については，これまでの研究結果は報告により異なっており，近年さらに報告が増加しているため，さらなるエビデンスの集積が待たれる。

2）下肢について

　次に，婦人科癌に対するリンパ節郭清術後の照射の影響について述べる。なお，術後照射は全骨盤照射が行われる。

　Kurodaらは婦人科癌患者264人に骨盤リンパ節郭清±傍大動脈リンパ節郭清を施行し，リンパ浮腫発症についてカルテ調査をした[11]。リンパ浮腫の診断は，理学的所見，本人の症状をもとに行い，血栓との鑑別が必要な場合はDダイマーや下肢超音波検査を施行した。ISL分類で評価し，Ⅱ期以上をリンパ浮腫として扱った。リンパ浮腫発症率は1年で23.1%，3年で32.8%，10年で47.7%であった。放射線照射を受けたのは264人中17人でそのうち9人（52.9%）がリンパ浮腫を発症し，照射を受けていない247人では88人（35.6%）がリンパ浮腫を発症した。多変量解析にてリンパ浮腫発症のリスクとして以下の4項目が挙げられた。すなわち，BMI 25以上はHR 1.616（$p=0.037$），骨盤リンパ節郭清＋傍リンパ節郭清はHR 2.323（$p=0.023$），術後照射はHR 2.469（$p=0.021$），リンパ嚢胞はHR 1.718（$p=0.013$）であった。

　また，Todoらは，子宮体癌で系統的リンパ節郭清をした患者のリンパ浮腫発症について後ろ向きに検討した[12]。ISL分類のⅡ期以上をリンパ浮腫と定義した。286人中108人（37.8%）に下肢リンパ浮腫が発生したと報告している。リンパ浮腫を発症したのは，術後照

射を受けた28人中19人（67.9％）と，照射を受けていない258人中89人（34.5％）であった（$p=0.0005$）。多変量解析では，術後照射はオッズ比（odds ratio；OR）5.3（$p=0.0003$）であった。その他の因子では，リンパ節郭清個数31個以上がOR 2.6（$p=0.0034$），鼠径上リンパ節の郭清がOR 6.1（$p=0.023$）であった。

Kimらは，子宮頸癌 I－II A期の広汎子宮全摘術後の患者596人のうち129人（21.6％）が術後照射を受け，そのうち33人（25.5％）が下肢リンパ浮腫を発症したと報告している[13]。リンパ浮腫の診断は両下肢の周径で，有害事象共通用語規準（Common Terminology Criteria for Adverse Event；CTCAE）Ver 3に基づき，mildからsevereに分類されている。術後照射による下肢リンパ浮腫のORは3.47である。また，発症までの中央値は11カ月で，1年以内が42.3％，3年以内が78.7％であったと述べている。

Hayesらは，婦人科癌患者408人のリンパ浮腫の発症について前向きに調査した[14]。セルフレポートとbioimpedance spectroscopy（BIS）を術前，術後6週間，3カ月，6カ月，12カ月，15〜24カ月で調査した。術前に，セルフレポートでは15％，測定上は27％に既にリンパ浮腫があった。術後24カ月後ではセルフレポート，測定上のリンパ浮腫は45％，37％であった。75％の患者は術後1年までに発症しており，また一部は一過性で消失するが60％で継続すると述べている。リンパ節郭清個数，化学療法，放射線照射，BMI，運動不足，腟癌／外陰癌，術前からのリンパ浮腫が危険因子（$p<0.005$）として挙げられている。BISによるリンパ浮腫発症リスクは，照射のみではOR 1.19（$p=0.726$），化学療法と照射の両方ではOR 1.64（$p=0.162$）であった。セルフレポートでは，照射のみでOR 0.082（$p=0.588$），化学療法と照射の両方でOR 1.88（$p=0.015$）であった。セルフレポートと実際のBIS間では差があるが，照射のみでなく化学療法と併用することで，さらにリンパ浮腫が増えることが明らかである。

Leeらも，単一施設の後ろ向き研究であるが，子宮体癌術後2,565人（術後照射は858人が受けている）という多数症例の検討で，子宮頸癌および子宮内膜癌術後の下肢リンパ浮腫発症の危険因子について解析を行った[15]。多変量解析で，初発治療時の年齢，ドセタキセルを含む化学療法，骨盤リンパ節に対する郭清レベル，切除された骨盤および大動脈傍リンパ節の個数，術後照射の範囲が，下肢リンパ浮腫発症の独立した危険因子であった。本研究では，照射野ごとに非照射群と比較して解析されているが，いずれの場合も照射を受けた群は統計的に有意にリンパ浮腫発症率が高く，そのリスクは1.42〜3.95倍であった。

諸外国では子宮体癌術後にルーチンで腟断端照射をすることが多い。これは腟断端再発を予防するためであるが，日本では通常行われない。放射線深達度が浅いため，リンパ浮腫との関連は指摘されていない。Karabugaらが腟腔内照射についても報告しているので，ここで紹介する[16]。子宮体癌144人のうち，術後照射として52人が外照射，76人が腟腔内照射，16人は療法を受けた。照射後のQOLを，European Organization for Research and Treatment of Cancer Quality of Life Questionnaire Core 30と24-item Cervical Cancer Moduleで評価した。外照射は長期QOLにネガティブな影響を与えるが，腟腔内照射はQOLスコアが良かった（$p=0.026$）。

ここからは，リンパ節郭清を伴わない主治療としての放射線治療後のリンパ浮腫を含めて検討する。Nakamuraらは，子宮頸癌 I，II期の患者が治療後，復職までの期間について後

ろ向きの調査をしており，その中でリンパ浮腫発症が復職までの期間を延ばしている因子であると述べている（$p=0.049$）[17]。なお，リンパ浮腫の定義はNational Lymphedema Network, USA分類のⅡ期以上としている。患者97人を，広汎子宮全摘術のみ，放射線照射のみ，広汎子宮全摘術＋照射を行った群に分け，リンパ浮腫の発症について調査した。それぞれのリンパ浮腫発症率は3.4%，9.5%，51.1%で，手術＋照射群で有意に高かった（$p=0.001$）。

　Wangらは，FIGO IB-ⅣA期で放射線照射あるいは化学放射線療法を受けた自施設患者1,621人を後ろ向きに調査したところ，40人に浮腫がみられた（浮腫の基準は述べられていない）[18]。このうち32人（80%）は血栓関連浮腫で，リンパ浮腫は8人（20%）であったと述べている。2群間で有意差があったのは，血栓関連浮腫，リンパ浮腫の順に，年齢中央値51，60（$p=0.004$），民族，浮腫発現までの期間中央値が放射線治療群で4カ月，24カ月（$p=0.002$），化学放射線療法群で5.25カ月，24カ月（$p=0.002$），血小板数（$\times 10^3$/L）が332，185.5（$p=0.019$）であった。この論文では，放射線治療後の浮腫が血栓関連浮腫かリンパ浮腫かの鑑別には，その発症時期や危険因子の有無が重要であると述べている。また，照射によるリンパ浮腫発症の原因は放射線による微小なリンパ管やリンパ節，周囲の軟部組織の壊死や肉芽化，照射を行った周囲の正常組織のダメージによる線維化であるとしている。

　婦人科癌に関しては，近年も多くの報告と，総説が出されており[19]～[21]，系統的なメタアナリシスではないものの，一環して術後照射を行うほうがリンパ浮腫の発症率が統計的に有意に高いことが示されている。現在は外照射と内照射との比較や，照射野による違い，リンパ節郭清のレベルや化学療法との併用による影響など，より細かな解析結果が報告されるようになっており，今後の新しい知見が待たれている。

　以上をまとめると，リンパ浮腫発症の頻度は，放射線を主治療とした場合は10%未満，リンパ節郭清のみの場合は約30%，術後療法としてリンパ節郭清術後に照射を行った場合は約50%である。したがって，リンパ節郭清＋照射はリンパ浮腫発症の頻度を高める。わが国でも子宮頸癌や子宮体癌において術後照射が多く行われていたが，現在では術後化学療法による治療が増えている。

検索式・参考にした二次資料

　文献の検索は，下記1）2）の手順で行った。

1）本ガイドライン2018年版の内容に加え，原則として新たに2017年以降2023年5月までのデータをPubMedで検索した。検索語は，「lymphedema and radiation」「breast cancer and lymphedema and radiation」「lower limb lymphedema and radiation」「lymphedema and radiation and risk factor」「cancer treatment related lymphedema and radiation」とした。該当した論文のうち，以下の基準に当てはまる論文を抽出した。

［適格基準］

　①放射線治療とリンパ浮腫に関する原著論文，臨床試験，ランダム化比較試験，メタアナリシス

　②Primary endpointがリンパ浮腫の発症，QOL，あるいは実態調査

［除外基準］

　①対象が小児に限定されているもの

②Primary endpointが非臨床的指標のもの（サイトカイン，栄養学的指標，免疫学的指標など）

③対象が終末期患者（例えば，生命予後が6カ月以下など）に限定されているもの

④Full-length paperのある同一著者による短報

2）二次資料として，Cochrane Library，Clinical Evidence，ガイドライン，レビュー論文を参照した。

以上の手順で，本CQに関係する文献21編を得た。

文 献

1）Herd-Smith A, Russo A, Muraca MG, et al. Prognostic factors for lymphedema after primary treatment of breast carcinoma. Cancer. 2001；92（7）：1783-7.［PMID：11745250］

2）Clark B, Sitzia J, Harlow W. Incidence and risk of arm oedema following treatment for breast cancer：a three-year follow-up study. QJM. 2005；98（5）：343-8.［PMID：15820971］

3）Ozaslan C, Kuru B. Lymphedema after treatment of breast cancer. Am J Surg. 2004；187（1）：69-72.［PMID：14706589］

4）Tsai RJ, Dennis LK, Lynch CF, et al. The risk of developing arm lymphedema among breast cancer survivors：a meta-analysis of treatment factors. Ann Surg Oncol. 2009；16（7）：1959-72.［PMID：19365624］

5）Nguyen TT, Hoskin TL, Habermann EB, et al. Breast cancer-related lymphedema risk is related to multidisciplinary treatment and not surgery alone：results from a large cohort study. Ann Surg Oncol. 2017；24（10）：2972-80.［PMID：28766228］

6）Kilbreath SL, Refshauge KM, Beith JM, et al. Risk factors for lymphoedema in women with breast cancer:a large prospective cohort. Breast. 2016；28：29-36.［PMID：27183497］

7）Kim M, Shin KH, Jung SY, et al. Identification of prognostic risk factors for transient and persistent lymphedema after multimodal treatment for breast cancer. Cancer Res Treat. 2016；48（4）：1330-7［PMID：26875199］

8）Warren LE, Miller CL, Horick N, et al. The impact of radiation therapy on the risk of lymphedema after treatment for breast cancer:a prospective cohort study. Int J Radiat Oncol Biol Phys. 2014；88（3）：565-71.［PMID：24411624］

9）Naoum GE, Roberts S, Brunelle CL, et al. Quantifying the impact of axillary surgery and nodal irradiation on breast cancer-related lymphedema and local tumor control：long-term results from a prospective screening trial. J Clin Oncol. 2020；38（29）：3430-8.［PMID：32730184］

10）Shaitelman SF, Chiang YJ, Griffin KD, et al. Radiation therapy targets and the risk of breast cancer-related lymphedema：a systematic review and network meta-analysis. Breast Cancer Res Treat. 2017；162（2）：201-15.［PMID：28012086］

11）Kuroda K, Yamamoto Y, Yanagisawa M, et al. Risk factors and a prediction model for lower limb lymphedema following lymphadenectomy in gynecologic cancer：a hospital-based retrospective cohort study. BMC Womens Health. 2017；17（1）：50.［PMID：28743274］

12）Todo Y, Yamamoto R, Minobe S, et al. Risk factors for postoperative lower-extremity lymphedema in endometrial cancer survivors who had treatment including lymphadenectomy. Gynecol Oncol. 2010；119（1）：60-4.［PMID：20638109］

13）Kim JH, Choi JH, Ki EY, et al. Incidence and risk factors of lower-extremity lymphedema after radical surgery with or without adjuvant radiotherapy in patients with FIGO stage I to stage IIA cervical cancer. Int J Gynecol Cancer. 2012；22（4）：686-91.［PMID: 22398707］

14）Hayes SC, Janda M, Ward LC, et al. Lymphedema following gynecological cancer：Results from a prospective, longitudinal cohort study on prevalence, incidence and risk factors. Gynecol Oncol. 2017；146（3）：623-9.［PMID：28624154］

15）Lee J, Byun HK, Im SH, et al. Risk factors for lower extremity lymphedema after surgery in cervical and endometrial cancer. J Gynecol Oncol. 2023；34（3）：e28.［PMID：36562134］

16）Karabuga H, Gultekin M, Tulunay G, et al. Assessing the quality of life in patients with endometrial cancer treated with adjuvant radiotherapy. Int J Gynecol Cancer. 2015；25（8）：1526-33.［PMID：26207785］

17）Nakamura K, Masuyama H, Ida N, et al. Radical hysterectomy plus concurrent chemoradiation/radiation therapy is negatively associated with return to work in patients with cervical cancer. Int J Gynecol Cancer. 2017 ; 27 (1) : 117-22. [PMID : 27668396]

18) Wang PL, Cheng YB, Kuerban G. The clinical characteristic differences between thrombosis-related edema and lymphedema following radiotherapy or chemoradiotherapy for patients with cervical cancer. J Radiat Res. 2012 ; 53 (1) : 125-9. [PMID : 22302053]

19) Huang J, Yu N, Wang X, et al. Incidence of lower limb lymphedema after vulvar cancer : A systematic review and meta-analysis. Medicine (Baltimore) . 2017 ; 96 (46) : e8722. [PMID : 29145314]

20) Kunitake T, Kakuma T, Ushijima K. Risk factors for lower limb lymphedema in gynecologic cancer patients after initial treatment. Int J Clin Oncol. 2020 ; 25 (5) : 963-71. [PMID : 31907719]

21) Clinckaert A, Callens K, Cooreman A, et al. The prevalence of lower limb and genital lymphedema after prostate cancer treatment : a systematic review. Cancers (Basel) . 2022 ; 14 (22) : 5667. [PMID : 36428759]

タキサン系薬剤は続発性リンパ浮腫発症の危険因子か？

タキサン系薬剤，特にドセタキセル投与後には浮腫が起こりやすく，リンパ浮腫に移行したり，あるいは両者が混在していることが考えられる。一過性の浮腫と考えず，その経過をよく観察し，診断することが必要である。

- タキサン系薬剤は浮腫の危険因子である。　　　　　　　　**Convincing（確実）**
- タキサン系薬剤はリンパ浮腫の危険因子である。　　　　　**Probable（ほぼ確実）**

背景・目的

　タキサン系の薬剤は，婦人科癌や乳癌のほかに非小細胞肺癌，胃癌，進行頭頸部癌や食道癌等で使用される。タキサン系薬剤による浮腫は，血管透過性亢進，および組織間液圧の低下により，血管内から間質への体液移行が促進し，細胞外浮腫を引き起こすと考えられている[1]。乳癌で腋窩リンパ節郭清術施行後の郭清側の上肢浮腫や，婦人科癌で骨盤リンパ節郭清術を施行後の下肢浮腫に関しては，リンパ節郭清術によるリンパ浮腫か，タキサンの薬理作用による浮腫かは鑑別できない。タキサン，特にドセタキセルに特徴的な強皮症様皮膚硬化がみられる場合は，タキサンの影響を強く疑うが，多くの場合，タキサンの副作用とリンパ浮腫が混在している可能性が高い。諸論文では，続発性リンパ浮腫発症のリスクの一つとしてタキサンの使用を挙げている。

解説

　癌治療に関連するリンパ浮腫発症の危険因子は，体重やBMIの増加，リンパ節郭清術後や領域リンパ節への放射線照射等があるが，化学療法も危険因子とする報告が多い[2]。なかでもタキサン系，特にドセタキセルはリンパ浮腫発症の危険因子の一つとして挙げられている。

　Rochéらは手術可能なリンパ節転移陽性乳癌患者1,996人に対する術後治療として，FEC（フルオロウラシル，エピルビシン，シクロホスファミド）を6コース施行する群とFEC 3コース＋ドセタキセル3コースを施行する群で浮腫の発症を比較した。本研究の有害事象のデータでは，WHO基準で分類された中等度から高度の浮腫はFEC群995人中0.3%，FEC＋ドセタキセル群1,001人中4.8%（$p < 0.001$）とFEC＋ドセタキセル群で有意に高く，有意差がみられた[3]。Jonesらは，Ⅰ-Ⅲ期で根治治療が行われた乳癌患者1,016人に対する補助化学療法でAC群（ドキソルビシン＋シクロホスファミド）とTC群（ドセタキセル＋シクロホスファミド）を比較した[4]。NCI-CTC（National Cancer Institute Common Toxicity Criteria）ver.1で分類された浮腫は，すべてのグレードを合わせると，AC群は510人中22人であったのに対してTC群は506人中35人と有意にTC群で高率であった。同様に，AnderssonらがHER2陽性乳癌に対するドセタキセル／トラスツズマブ（ドセタキセル群）とビノレルビン／トラスツズマブ（ビノレルビン群）を比較したHERNATA試験では，浮腫の出現はドセタキ

セル群139人で31.7%，ビノレルビン群138人で3.6%（$p=0.003$）と，ドセタキセル群での浮腫が有意に多かった[5]。この研究では，リンパ浮腫でなく，単に浮腫として報告されている。

　Leeらは，初期乳癌術後患者63人にアンスラサイクリンベースの化学療法後にタキサンベースの化学療法薬を追加し，それぞれの治療前，治療後，タキサン終了後3週間後，6カ月後で浮腫の程度をBISおよび周径，症状チェックリストを用いて調べた[6]。その結果，治療後では上肢と下肢の細胞外水分量が有意に増加したが，タキサン終了後6カ月では，患肢以外の細胞外水分量は治療前に戻ったと報告している。この論文はタキサンと浮腫に関して述べたものではあるが，対象患者の73%に腋窩リンパ節郭清，26%にセンチネルリンパ節生検，85%に照射が行われているため，患肢に関しては，他の四肢に比べ，浮腫が残存しやすく，リンパ浮腫に移行あるいは混在している可能性がある。Swaroopらは術後のタキサン投与がリンパ浮腫発症のリスクを高めるのか，単に軽度のむくみなのかを明らかにするために，上肢の体積をペロメーターで測定した[7]。リンパ浮腫を相対的体積変化率（relative volume change；RVC）が術前と比べ10%以上の増加と定義し，5〜10%は軽度浮腫として検討した。1,121人中324人（29%）でタキサンを含む化学療法を行った。2年累積リンパ浮腫発症率は5.27%で，多変量解析では，腋窩郭清（$p<0.0001$），高いBMI（$p=0.007$），高齢（$p=0.04$）がリンパ浮腫発症と関与する因子であり，化学療法の有無やタキサン使用の有無は相関しなかった。ドセタキセルは軽度の浮腫には関与しており，化学療法なしあるいはタキサン以外の化学療法と比較して有意（HR 1.63, $p=0.0098$, HR 2.15, $p=0.02$）であった。筆者らは，タキサンの使用によって，浮腫がその後リンパ浮腫に移行することはないと結論付けているが，リンパ浮腫と浮腫の定義の違いがRVCの違いによるものであり，軽度浮腫が本当にリンパ浮腫でないのかは判断が難しい。

　タキサンとリンパ浮腫との相関について明記された報告も多数ある。Parkらは，乳癌患者406人に対して，アンスラサイクリンとシスプラチンを投与した後，ドセタキセルを投与して手術を施行する術前化学療法のトライアルを実施した[8]。本研究では，電話によるインタビューで体重測定とリンパ浮腫に関するセルフレポートを行っている。回答した270人中97人（35.9%）がリンパ浮腫を発症していた。体重増加はドセタキセル投与後から始まり，ドセタキセルがリンパ浮腫の発症に関わっていると報告している。Nguyenらは，Olmsted County Rochester Epidemiology Project Breast Cancer Cohort の0-Ⅲ期の乳癌患者1,794人を解析し，診療録に，浮腫，リンパ浮腫，上肢の重さ，張り感などと記載されている患者をリンパ浮腫として調査した[9]。累積リンパ浮腫発症率は，2年で6.9%，5年で9.1%，10年で11.4%との報告であった。多変量解析にて，化学療法を受けなかった場合と比較し，アンスラサイクリンとタキサンを含んだ化学療法では2.25倍（$p=0.001$），アンスラサイクリンのみでは1.68倍（$p=0.04$），タキサンのみでは2.65倍（$p=0.02$），その他のレジメンでは0.7倍（$p=0.5$）と，タキサンの使用でリンパ浮腫が増えると報告している。

　また，Cariatiらは，リンパ節転移があり，腋窩リンパ節郭清を受けた乳癌患者273人を後ろ向きに調査した[10]。リンパ浮腫の診断は，理学的所見あるいはペロメーターでの測定による。ペロメーターでは，健肢と比較し10%以上の体積増加をリンパ浮腫と定義している。273人中74人（27.1%）がリンパ浮腫を発症した。タキサン投与を受けた155人中では52人（33.5%）がリンパ浮腫を発症し，タキサン投与を受けていない患者と比較して発症率は2.82

倍高かった。しかし，タキサンを術前投与した場合は有意な増加はなかったとしている。その他多くの後ろ向き研究では，タキサン投与がリンパ浮腫と関連していることを報告している[11][12]。

　タキサン系のドセタキセルとパクリタキセルの浮腫の比較した論文では，Ohsumiら，Beuselinckらの報告でドセタキセル使用による浮腫が多かった[13][14]。Aoishiらは，1,041人の乳癌術後患者において，術後化学療法が危険因子であると述べているが，多変量解析で，パクリタキセルはHR 0.855（0.234-3.118），$p=0.8119$，ドセタキセルはHR 3.790（1.413-10.167），$p=0.0081$で，ドセタキセルが有意な危険因子であると報告している[15]。Watanabeらは，1,049人の腋窩リンパ節転移陽性の乳癌患者をAC 4サイクル＋パクリタキセル4サイクル（ACpT），あるいはドセタキセル4サイクル追加（ACdT），とパクリタキセル8サイクル（PTx），ドセタキセル8サイクル（DTx）投与の4群に分け，無病生存期間（disease-free survival；DFS）と副作用について調査した。浮腫の出現頻度は，ACpTとPTxで0%，ACdTで1.1%，DTxで12.6%であった。ドセタキセルを使用した群ではDFSは勝っているが，浮腫は多いと述べている[16]。Koelmeyerらもタキサン系をリンパ浮腫の危険因子であり，Zhuらも多変量解析でドセタキセルがリンパ浮腫発症の危険因子であると報告している[17][18]。

　婦人科癌手術後のリンパ浮腫とタキサンに関しての報告はなかった。婦人科癌でリンパ節郭清を施行した場合は両側性リンパ浮腫を発症する可能性があるため，タキサンによる浮腫かリンパ浮腫かは判別しにくい。

　まとめると，タキサン，特にドセタキセル投与後には浮腫が起こりやすく，リンパ浮腫に移行したり，あるいは両者が混在していることが考えられ，一過性の浮腫と考えず，その経過をよく観察し，治療を行うことが必要である。

検索式・参考にした二次資料

　文献の検索は，下記1）2）の手順で行った。
1）本ガイドライン2018年版の内容に加え，原則として新たに2017年以降2023年5月までのデータをPubMedで検索した。検索語は，「lymphedema AND Taxan」とした。該当した43編のうち，原発性とフィラリア症関連を削除して，以下の基準に当てはまる論文を抽出した。

［適格基準］
　①タキサン系薬剤使用とリンパ浮腫あるいは浮腫に関する原著論文，臨床試験，メタアナリシス，ランダム化比較試験
　②Primary endpointがリンパ浮腫の発症，QOL，身体的苦痛，精神的苦痛，生活への影響，あるいは実態調査

［除外基準］
　①対象が小児に限定されているもの
　②Primary endpointが非臨床的指標のもの（サイトカイン，栄養学的指標，免疫学的指標など）
　③対象が終末期患者（例えば，生命予後が6カ月以下など）に限定されているもの
　④Full-length paperのある同一著者による短報

2) 二次資料として，Cochrane Library，UpToDate，Clinical Evidence，ガイドライン，レ
ビュー，コンセンサス論文を参照した。

以上の手順で，本CQに関係する文献18編を得た。

文　献

1) Brønstad A, Berg A, Reed RK. Effects of the taxanes paclitaxel and docetaxel on edema formation and interstitial fluid pressure. Am J Physiol Heart Circ Physiol. 2004；287（2）：H963-8.［PMID：15059777］

2) Kim M, Shin KH, Jung SY, et al. Identification of prognostic risk factors for transient and persistent lymphedema after multimodal treatment for breast cancer. Cancer Res Treat. 2016；48（4）：1330-7.［PMID：26875199］

3) Roché H, Fumoleau P, Spielmann M, et al. Sequential adjuvant epirubicin-based and docetaxel chemo-therapy for node-positive breast cancer patients：the FNCLCC PACS 01 Trial. J Clin Oncol. 2006；24（36）：5664-71［PMID：17116941］

4) Jones SE, Savin MA, Holmes FA, et al. Phase III trial comparing doxorubicin plus cyclophosphamide with docetaxel plus cyclophosphamide as adjuvant therapy for operable breast cancer. J Clin Oncol. 2006；24（34）：5381-7.［PMID：17135639］

5) Andersson M, Lidbrink E, Bjerre K, et al. Phase III randomized study comparing docetaxel plus tras-tuzumab with vinorelbine plus trastuzumab as first-line therapy of metastatic or locally advanced hu-man epidermal growth factor receptor 2-positive breast cancer：the HERNATA study. J Clin Oncol. 2011；29（3）：264-71.［PMID：21149659］

6) Lee MJ, Beith J, Ward L, et al. Lymphedema following taxane-based chemotherapy in women with early breast cancer. Lymphat Res Biol. 2014；12（4）：282-8.［PMID：25411764］

7) Swaroop MN, Ferguson CM, Horick NK, et al. Impact of adjuvant taxane-based chemotherapy on de-velopment of breast cancer-related lymphedema：results from a large prospective cohort. Breast Cancer Res Treat. 2015；151（2）：393-403.［PMID：25940996］

8) Park S, Lee JE, Yu J, et al. Risk Factors Affecting breast cancer-related lymphedema：serial body weight change during neoadjuvant anthracycline plus cyclophosphamide followed by taxane. Clin Breast Cancer. 2018；18（1）：e49-54.［PMID：28705541］

9) Nguyen TT, Hoskin TL, Habermann EB, et al. Breast cancer-related lymphedema risk is related to multidisciplinary treatment and not surgery alone：results from a large cohort study. Ann Surg On-col. 2017；24（10）：2972-80.［PMID：28766228］

10) Cariati M, Bains SK, Grootendorst MR, et al. Adjuvant taxanes and the development of breast can-cer-related arm lymphoedema. Br J Surg. 2015；102（9）：1071-8.［PMID：26040263］

11) Jung SY, Shin KH, Kim M, et al. Treatment factors affecting breast cancer-related lymphedema after systemic chemotherapy and radiotherapy in stage II/III breast cancer patients. Breast Cancer Res Treat. 2014；148（1）：91-8.［PMID：25253173］

12) Zhu W, Li D, Li X, et al. Association between adjuvant docetaxel-based chemotherapy and breast can-cer-related lymphedema. Anticancer Drugs. 2017；28（3）：350-5.［PMID：27997437］

13) Ohsumi S, Shimozuma K, Ohashi Y, et al. Subjective and objective assessment of edema during adju-vant chemotherapy for breast cancer using taxane-containing regimens in a randomized controlled trial：The National Surgical Adjuvant Study of Breast Cancer 02. Oncology. 2012；82（3）：131-8.［PMID：22433221］

14) Beuselinck B, Wildiers H, Wynendaele W, et al. Weekly paclitaxel versus weekly docetaxel in elderly or frail patients with metastatic breast carcinoma：a randomized phase-II study of the Belgian Soci-ety of Medical Oncology. Crit Rev Oncol Hematol. 2010；75（1）：70-7.［PMID：19651523］

15) Aoishi Y, Oura S, Nishiguchi H, et al. Risk factors for breast cancer-related lymphedema：correlation with docetaxel administration. Breast Cancer. 2020；27（5）：929-37.［PMID：32270417］

16) Watanabe T, Kuranami M, Inoue K, et al. Comparison of an AC-taxane versus AC-free regimen and paclitaxel versus docetaxel in patients with lymph node-positive breast cancer：Final results of the National Surgical Adjuvant Study of Breast Cancer 02 trial, a randomized comparative phase 3 study. Cancer. 2017；123（5）：759-68.［PMID：28081304］

17) Koelmeyer LA, Gaitatzis K, Dietrich MS, et al. Risk factors for breast cancer-related lymphedema in patients undergoing 3 years of prospective surveillance with intervention. Cancer. 2022；128（18）：3408-15.［PMID：35797441］

18) Zhu W, Li D, Li X, et al. Association between adjuvant docetaxel-based chemotherapy and breast can-cer-related lymphedema. Anticancer Drugs. 2017；28（3）：350-5.［PMID：27997437］

Ⅲ. 診断・治療

CQ 12〜23

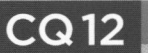

CQ 12

続発性リンパ浮腫に対して，弾性着衣は標準治療として勧められるか？

推奨

上肢リンパ浮腫患者に対して，弾性着衣は維持期の標準治療として勧められる。下肢についてはエビデンスが少ない。　　　　　　上肢：グレードA　下肢：グレードC1

背景・目的

　弾性着衣は，リンパ浮腫患者に対する圧迫療法の一方法として用いられ，浮腫の増悪を抑制し，患肢の状態をより良好に保持するために着用する。主として，圧迫療法導入時の集中治療後にリンパ浮腫の長期管理を目的に用いられることが多く，弾性着衣単独で用いる場合もあるが，複合的治療の一環として用いられることも多い。維持期の治療は長期に及ぶため，患者の生活パターンに合わせて一日中着用する場合もあれば，運動時に着用することもあり，患者の身体的・社会心理的な必要性に応じた対応がなされている。近年は，着用の利便性や快適性を追求した新素材の有用性を検討した報告もみられる。本CQでは，弾性着衣の有用性について検討した。

解　説

　上肢に関しては，Roganらがシステマティックレビューで乳癌術後の上肢リンパ浮腫治療に関する32編の報告を検討し，そのうち3編のランダム化試験のメタアナリシスではスリーブ着用による患肢の体積減少効果は平均50 mLで標準化平均差（standardized mean differences；SMD）は−0.44，3編の前後比較試験のメタアナリシスではSMDは−0.26で，維持期における弾性着衣の有用性を報告している[1]。Vignesらが，乳癌術後上肢リンパ浮腫患者537人に対する複合的治療の一環としての圧迫療法の有効性をコホート試験で検討している。患肢の体積は11日間の集中治療期に407 mL減少し，維持期の1年間での体積の再増加量は84 mLであり，弾性着衣を使用した342人に対し，使用しなかった34人での体積増加の相対リスクは1.61であった[2]。Blomらは，乳癌術後中等度上肢リンパ浮腫患者75人に対する弾性着衣によるリンパ浮腫悪化予防効果についてランダム化比較試験を行った。セルフケアに加え弾性着衣を日中6カ月間着用する群とセルフケアのみの群で，上肢体積の左右差がさらに2％以上増加した患者の割合は，着用群16％に対し，非着用群では57％と多く（p＜0.001），6カ月後の体積変化率は着用群で平均−3.8％，非着用群で0.1％であった（p＜0.001）[3]。Mestreらの報告では，40人の乳癌術後上肢リンパ浮腫（ISL分類Ⅱ/Ⅲ期）を対象としたランダム化比較試験を行い，日中のスリーブ（auto adjustable sleeve，クラスⅡ 15〜20 mmHgあるいはクラスⅢ 20〜36 mmHg）の着用に加え30日間夜間に同一のスリーブを着用した20人では，30日後の患肢の体積増加量は46.7 mL（1.8％）で，非着用群の92.2 mL（3.2％）より良好であり，その後60日間効果が持続した。これらの患者のうち，90％は着用時の不

快感はなく，70%は着脱が容易と評価していた[4]。

一方で，Maherらは，乳癌術後上肢リンパ浮腫の患者30人に対し，60分間のリンパドレナージを行い，その後30分間の安静時に弾性着衣（クラスⅡ，20〜30 mmHg）を着用する群と着用しない群に分けて比較したが，リンパ浮腫の体積減少率は2%以下で，短時間では両群間に差がなかったと報告している[5]。

下肢に関しては，Sawanらが外陰癌術後患者13人のランダム化比較試験を行い，6カ月間弾性着衣（クラスⅡ，15〜20 mmHg）を着用した6人での患肢の体積増加量は607 mLで非着用群の953 mLよりも少なく（$p=0.01$），着用群での活動指標も良好であったと報告している[6]。Sierakowskiらは，トレッドミルによる歩行運動時のスポーツ用タイツ（着圧：足関節19 mmHg，臀部9 mmHg）着用の有用性を，9人の続発性早期リンパ浮腫の患者と同数の健常人を対象に検討した。Bioimpedance spectroscopy（BIS）法による測定で，患者，健常人とも運動後に下肢の皮下水分量は増加していたが，リンパ浮腫患者における体積増加量は，タイツ着用者では191±86 mL，未着用者では238±110 mLで，着用者での増加が抑制されていた（$p=0.03$）[7]。

上肢・下肢複合のシステマティックレビューでは，Lasinskiらが2011年までの43編の報告を検討し，複合的治療の一環としての圧迫療法の有効性を示唆している[8]。Finnaneらは，システマティックレビューにより弾性着衣に関する8編の報告を検討し，その有効性を2015年に報告している[9]。この検討では，弾性着衣（着圧：30〜40 mmHg）単独による体積減少率は最大24%であった。ほかには，49人の上肢・下肢のリンパ浮腫患者（下肢は16人）に対する24週間のストッキング着用で患肢の体積減少率は15.8%であったとの報告があり[10]，5カ国94人のリンパ浮腫患者に対する夜間圧迫療法の有無による前後比較研究では，夜間の圧迫療法により80%の患者でリンパ浮腫の増悪が抑制できたが，圧迫療法を行わない場合は89%の患者で患肢の周径が増加したと報告されている[11]。

以上のことから，少数例の検討も多く，検討方法も多様ではあるが，弾性着衣は維持期における浮腫軽減効果あるいは増悪抑制効果があると考えられ，弾性着衣はリンパ浮腫に対する標準治療として勧められる。下肢については，上肢に比べ報告が少なく，推奨グレードはC1とした。

検索式・参考にした二次資料

文献の検索は，下記1）2）の手順で行った。

1）本ガイドライン2018年版の内容に加え，原則として新たに2017年以降2023年3月までのデータをPubMedで検索した。検索語は，「lymphedema AND compression AND（garment OR sleeve OR MLLB OR bandage）」とした。該当した354編のうち，以下の基準に当てはまる論文を得た。加えて，これらの論文の引用文献をハンドサーチした。

［適格基準］
①リンパ浮腫患者における診断・治療に関する原著論文，臨床試験，メタアナリシス，ランダム化試験，システマティックレビュー
②Primary endpointがQOL，身体的苦痛，精神的苦痛，生活への影響，あるいは実態調査

［除外基準］

　①対象が小児に限定されているもの

　②Primary endpointが非臨床的指標のもの（サイトカイン，栄養学的指標，免疫学的指標など）

　③対象が終末期患者（例えば，生命予後が6カ月以下など）に限定されているもの

　④Full-length paperのある同一著者による短報

2）二次資料として，Cochrane Library，UpToDate，Clinical Evidence，ガイドライン，レビュー，コンセンサス論文を参照した。

　以上の手順で，本CQに関係する文献11編を得た。

文　献

1 ）Rogan S, Taeymans J, Luginbuehl H, et al. Therapy modalities to reduce lymphoedema in female breast cancer patients : a systematic review and meta-analysis. Breast Cancer Res Treat. 2016 ; 159 (1) : 1-14. ［PMID : 27460637］

2 ）Vignes S, Porcher R, Arrault M, et al. Long-term management of breast cancer-related lymphedema after intensive decongestive physiotherapy. Breast Cancer Res Treat. 2007 ; 101 (3) : 285-90. ［PMID : 16826318］

3 ）Blom KY, Johansson KI, Nilsson-Wikmar LB, et al. Early intervention with compression garments prevents progression in mild breast cancer-related arm lymphedema : a randomized controlled trial. Acta Oncol. 2022 ; 61 (7) : 897-905. ［PMID : 35657063］

4 ）Mestre S, Calais C, Gaillard G, et al. Interest of an auto-adjustable nighttime compression sleeve (MO-BIDERM® Autofit) in maintenance phase of upper limb lymphedema : the MARILYN pilot RCT. Support Care Cancer. 2017 ; 25 (8) : 2455-62. ［PMID : 28281052］

5 ）Maher J, Refshauge K, Ward L, et al. Change in extracellular fluid and arm volumes as a consequence of a single session of lymphatic massage followed by rest with or without compression. Support Care Cancer. 2012 ; 20 (12) : 3079-86. ［PMID : 22410862］

6 ）Sawan S, Mugnai R, Lopes Ade B, et al. Lower-limb lymphedema and vulval cancer : feasibility of prophylactic compression garments and validation of leg volume measurement. Int J Gynecol Cancer. 2009 ; 19 (9) : 1649-54. ［PMID : 19955953］

7 ）Sierakowski K, Piller N. Pilot study of the impact of sporting compression garments on composition and volume of normal and lymphedema legs. Lymphology. 2014 ; 47 (4) : 187-95. ［PMID : 25915979］

8 ）Lasinski BB, McKillip Thrift K, Squire D, et al. A systematic review of the evidence for complete decongestive therapy in the treatment of lymphedema from 2004 to 2011. PM R. 2012 ; 4 (8) : 580-601. ［PMID : 22920313］

9 ）Finnane A, Janda M, Hayes SC. Review of the evidence of lymphedema treatment effect. Am J Phys Med Rehabil. 2015 ; 94 (6) : 483-98. ［PMID : 25741621］

10）Badger CM, Peacock JL, Mortimer PS. A randomized, controlled, parallel-group clinical trial comparing multilayer bandaging followed by hosiery versus hosiery alone in the treatment of patients with lymphedema of the limb. Cancer. 2000 ; 88 (12) : 2832-7. ［PMID : 10870068］

11）Whitaker JC. Lymphoedema management at night : views from patients across five countries. Br J Community Nurs. 2016 ; 21 (Suppl 10) : S22-S30. ［PMID : 27715142］

続発性リンパ浮腫に対して，多層包帯法（MLLB）は標準治療として勧められるか？

推奨

上肢リンパ浮腫患者に対して，多層包帯法（MLLB）は集中治療期の標準治療として勧められる。下肢については質の高いエビデンスが少ない。

上肢：グレードA　下肢：グレードB

背景・目的

多層包帯法（multi-layer lymphedema bandaging；MLLB）はリンパ浮腫に対する圧迫療法の一方法で，複合的治療の一環として行われることが多く，リンパ浮腫患者の集中治療期において浮腫の速やかな軽減のために用いられている。治療期間は1〜6週間と幅があるものの，週5日以上，一日中包帯を装着することが勧められており，リンパ浮腫の軽減による装着圧の低下に対応するために短期間での巻き直しが必要とされている。通常，MLLBには非弾性包帯を使用するが，非弾性包帯装着による患者の生活行動の負担を軽減するために，弾性包帯を用いる試みや，新たな圧迫素材の開発も行われている。本CQでは，リンパ浮腫治療におけるMLLBの有用性を検討する。

解　説

上肢に関しては，Roganらがシステマティックレビューで乳癌術後の上肢リンパ浮腫治療に関する32編の報告を検討し，そのうち19編の前後比較試験のメタアナリシスでは体積減少効果に関する標準化平均差（standardized mean differences；SMD）は，バンデージ（MLLB）−0.33，スリーブ−0.26，運動療法−0.074，間欠的空気圧迫療法0.013で，バンデージが最も良好であった[1]。Vignesらは，乳癌術後リンパ浮腫患者537人に低伸縮性のMLLB装着を含む複合的治療の前向き試験を行い，介入前は1,054±633 mLだった患肢の体積が介入後には647±351 mLに減少した（$p < 0.0001$）[2]。また，維持期にリンパ浮腫が増悪するリスクは，MLLBとスリーブを用いた場合に比べ，用いなかった場合は50%増加することを示した（$p < 0.0001$）。Karafaらは，乳癌術後リンパ浮腫患者（ISL分類II期）30人に対し14日間のMLLBによる圧迫療法を行い，着圧の差による効果を検証し，低圧に比べ，31 mmHg以上の着圧で効果が高く，41 mmHg以上では効果に差が出ないと報告している[3]。

MLLBと他の素材を用いた圧迫療法の効果を比較するランダム化比較試験の報告があり，Smyklaらは，乳癌術後の中等度から重症リンパ浮腫患者65人にて1カ月間の圧迫療法として，MLLB，Kinesio taping，Quest Kinesio tapingの効果を比較し，3法とも治療前後で患肢の体積が有意に減少し，減少率はMLLBが53%で最も良かった（$p = 0.02$）と報告している[4]。Torres-Lacombaらは，3層MLLB，2層MLLB，Cohesive bandage，Adohesive bandage，Kinesio tapeの5種類での圧迫療法の効果と快適性をランダム化試験で比較し，いずれの方

法でも介入後は有意に体積が減少し（$p<0.001$），減少率は2層MLLBで最も高く，快適性はKinesio tapeで最も良かった[5]。Dharらは，乳癌術後リンパ浮腫患者50人を対象としたランダム化比較試験で従来のMLLBと中間層をMobidermに変更したMLLBを比較し，両群とも介入後は有意に患肢の体積が減少し（$p=0.001$），減少量や浮腫に伴う症状はMobidermを利用した群のほうが良好であったと報告している[6]。

　下肢については，Zasadzkaらは60歳以上の患者で，癌治療後の73人と外傷後の25人を含む下肢リンパ浮腫患者103人に対し，MLLBを含めた複合療法とMLLB単独による治療効果の差をランダム化試験で比較した。週5日，3週間の介入で，両群とも患肢の最大径，体積は有意に減少し（$p<0.001$），体積の減少量に両群で差はなかった[7]。

　Yoshidaらは，下肢リンパ浮腫（ISL分類II期後期，III期）でリンパ管血管吻合術やリンパ節移植術が奏効せず脂肪吸引術を施行した19人に対し，術後の圧迫包帯（大腿圧≧20 mmHg，下腿圧≧40 mmHg）使用とストッキング（大腿圧10〜15 mmHg，下腿圧20〜30 mmHg）着用の2群によるリンパ浮腫の変化を，患肢5点の周径の2乗の合計をBMIで補正したlower extremity lymphedema（LEL）indexで評価し，6カ月間の介入によるLEL indexの改善率はストッキング着用群に比べ圧迫包帯の使用群で有意に良かった（$p=0.01$）と報告している[8]。

　他の素材の効果を比較するランダム化試験にて，Damstraらは下肢リンパ浮腫の患者30人を対象にadjustable compression wrap divices（ACW）と従来のMLLBを比較し，24時間の着用で患肢の体積減少量の中央値はACWで339 mL（10.3%），MLLBで190 mL（5.9%）とACWにおいて良好であり（$p<0.05$），ACWは看護師による装着でも患者自身による装着でも着圧に差はなかったと報告している[9]。

　上肢・下肢複合のシステマティックレビューで，Finnaneらは，21編のうちMLLBに関わる7編の報告を統合評価し，体積減少率は38%で効果維持期間は6カ月に達するとしている[10]。

　Badgerらは上肢・下肢リンパ浮腫患者83人（下肢は29人）を対象として18日間のMLLB+24週間の弾性着衣着用群と24週間の弾性着衣単独着用群を比較し，24週間後の体積減少率がMLLB併用群で高かった（31% vs 15.8%，$p<0.001$）と報告している[11]。

　なお，重症動脈閉塞の基準であるan ankle brachial pressure index（ABPI）0.5未満，また足尖の動脈圧30 mmHg未満の状態は，圧迫療法の禁忌となる[12]。ABPI 0.5以上でも，0.8未満の場合には着圧に注意が必要である。また，バンデージによる上肢の末梢神経麻痺の報告もあり，注意が必要である[13]。

　以上のことから，多くの報告でMLLBのリンパ浮腫に対する体積減少効果が示されており，MLLBはリンパ浮腫の，特に集中治療期における標準治療として勧められる。下肢については，上肢に比べ報告が少なく，推奨グレードBとした。新素材については，従来法との比較により治療効果，着用時の快適性や簡便性を検討した報告もみられるが，現時点での評価には慎重でありたい。

検索式・参考にした二次資料

　文献の検索は，下記1）2）の手順で行った。

1）本ガイドライン2018年版の内容に加え，原則として新たに2017年以降2023年3月までのデータをPubMedで検索した。検索語は，「lymphedema AND compression AND（garment OR sleeve OR MLLB OR bandage）」とした。該当した354編のうち，以下の基準に当てはまる論文を抽出した。加えて，これらの論文の引用文献をハンドサーチした。

［適格基準］

①リンパ浮腫患者における診断・治療に関する原著論文，臨床試験，メタアナリシス，ランダム化比較試験，システマティックレビュー

②Primary endpointがQOL，身体的苦痛，精神的苦痛，生活への影響，あるいは実態調査

［除外基準］

①対象が小児に限定されているもの

②Primary endpointが非臨床的指標のもの（サイトカイン，栄養学的指標，免疫学的指標など）

③対象が終末期患者（例えば，生命予後が6カ月以下など）に限定されているもの

④Full-length paperのある同一著者による短報

2）二次資料として，Cochrane Library，UpToDate，Clinical Evidence，ガイドライン，レビュー，コンセンサス論文を参照した。

以上の手順で，本CQに関係する文献13編を得た。

文　献

1 ）Rogan S, Taeymans J, Luginbuehl H, et al. Therapy modalities to reduce lymphoedema in female breast cancer patients : a systematic review and meta-analysis. Breast Cancer Res Treat. 2016 ; 159 （1）: 1-14.［PMID : 27460637］

2 ）Vignes S, Porcher R, Arrault M, et al. Long-term management of breast cancer-related lymphedema after intensive decongestive physiotherapy. Breast Cancer Res Treat. 2007 ; 101 （3）: 285-90.［PMID : 16826318］

3 ）Karafa M, Karafova A, Szuba A. The effect of different compression pressure in therapy of secondary upper extremity lymphedema in women after breast cancer surgery. Lymphology. 2018 ; 51 （1）: 28-37.［PMID : 30248729］

4 ）Smykla A, Walewicz K, Trybulski R, et al. Effect of kinesiology taping on breast cancer-related lymphedema : a randomized single-blind controlled pilot study. Biomed Res Int. 2013 ; 2013 : 767106.［PMID : 24377096］

5 ）Torres-Lacomba M, Navarro-Brazález B, Prieto-Gómez V, et al. Effectiveness of four types of bandages and kinesio-tape for treating breast-cancer-related lymphoedema : a randomized, single-blind, clinical trial. Clin Rehabil. 2020 ; 34 （9）: 1230-41.［PMID : 32580577］

6 ）Dhar A, Srivastava A, Pandey RM, et al. Safety and efficacy of a mobiderm compression bandage during intensive phase of decongestive therapy in patients with breast cancer-related lymphedema : a randomized controlled trial. Lymphat Res Biol. 2023 ; 21 （1）: 52-9.［PMID : 35675677］

7 ）Zasadzka E, Trzmiel T, Kleczewska M, et al. Comparison of the effectiveness of complex decongestive therapy and compression bandaging as a method of treatment of lymphedema in the elderly. Clin Interv Aging. 2018 ; 13 : 929-34.［PMID : 29785099］

8 ）Yoshida S, Koshima I, Imai H, et al. Effect of postoperative compression therapy on the success of liposuction in patients with advanced lower limb lymphedema. J Clin Med. 2021 ; 10 （21）: 4852.［PMID : 34768372］

9 ）Damstra RJ, Partsch H. Prospective, randomized, controlled trial comparing the effectiveness of adjustable compression Velcro wraps versus inelastic multicomponent compression bandages in the initial treatment of leg lymphedema. J Vasc Surg Venous Lymphat Disord. 2013 ; 1 （1）: 13-9.［PMID : 26993887］

10）Finnane A, Janda M, Hayes SC. Review of the evidence of lymphedema treatment effect. Am J Phys

Med Rehabil. 2015 ; 94（6）: 483-98.［PMID : 25741621］

11) Badger CM, Peacock JL, Mortimer PS. A randomized, controlled, parallel-group clinical trial comparing multilayer bandaging followed by hosiery versus hosiery alone in the treatment of patients with lymphedema of the limb. Cancer. 2000 ; 88（12）: 2832-7.［PMID : 10870068］

12) Flour M, Clark M, Partsch H, et al. Dogmas and controversies in compression therapy : report of an International Compression Club（ICC）meeting, Brussels, May 2011. Int Wound J. 2013 ; 10（5）: 516-26.［PMID : 22716023］

13) Kara M, Ozçakar L, Malas FU, et al. Median, ulnar, and radial nerve entrapments in a patient with breast cancer after treatment for lymphedema. Am Surg. 2011 ; 77（2）: 248-9.［PMID : 21337898］

CQ14

a. 続発性リンパ浮腫に対して，用手的リンパドレナージ（MLD）は標準治療として勧められるか？

b. 続発性リンパ浮腫に対して，シンプルリンパドレナージ（SLD）は標準治療として勧められるか？

推奨

a. リンパ浮腫患者に対する用手的リンパドレナージ（MLD）の有効性に関する質の高い根拠は上肢・下肢ともに少なく，症例の選択は慎重に行われるべきである。

上肢：グレードC1　下肢：グレードC1

b. シンプルリンパドレナージ（SLD）はMLDと併用されることが多く，単独のSLDは上肢・下肢ともさらに科学的根拠に乏しく勧められない。

上肢：グレードC2　下肢：グレードC2

背景・目的

　リンパドレナージには用手的リンパドレナージ（manual lymphatic drainage；MLD）とシンプルリンパドレナージ（simple lymphatic drainage；SLD）がある。MLDはリンパ管の自動運動を活発にするとともに，リンパ液を正常なリンパ管に誘導することによって停滞しているリンパ流を改善すると考えられている。一方のSLDは，患者および家族が自宅でより簡便に行えるリンパドレナージであり，MLDの補完としての意味合いがある。しかしながら，MLD自体がその有用性や適切な施行方法が確立されていないのが実状である。その理由として，MLDはリンパ浮腫複合的治療（MLD，圧迫，運動，スキンケア，日常生活指導）の構成要素の一つであり，単独で行うことはほぼない。また，リンパ浮腫複合的治療のなかで圧迫療法は長時間施行するものであり，その治療効果が強力であるため，MLDの付加価値を判定することが難しい。さらに，MLDはマンパワーや費用対効果を考慮すると回数や時間に制限があるため，効果を発揮しきれない面もある。SLDに関しては，毎日施行することができるが，やはり圧迫療法と併用して行われるため，その効果を評価することが難しい。自分の四肢に触れることで，自分のリンパ浮腫の変化に気付けるという意味はあるが，治療としての効果は少ない。本CQでは，報告されている論文からMLDとSLDの治療効果について検討した。

解説

1）上肢について

　リンパ浮腫を発症した場合，標準治療方針はリンパ浮腫複合的治療であり，MLD単独ではなく，圧迫療法やエクササイズ，スキンケアと併用した治療を行う。したがって，報告されている論文においてもMLD単独ではなく，圧迫療法との併用の効果検証のみであった。

Andersen らは，乳癌に伴うリンパ浮腫を有する女性患者42人を2群に分け，標準療法群は弾性スリーブの装着，スキンケア，運動療法を行い，治療群は標準療法にリンパドレナージ（MLDを2週間に8回受け，自宅で毎日SLDを行う）を追加することによりリンパドレナージの効果を検討した[1]。結果は，両群ともに浮腫の軽減はみられたが，治療群間には，有意差がなかった。

　Gradalski らも，乳癌治療後リンパ浮腫の51人を，MLDを含む複合的治療を施行した群（25人）とMLDを含まない複合的治療を施行した群（26人）に分け，26週間後の治療効果を前向きに検証した[2]。その結果，MLDの上乗せ効果はみられなかった。

　De Vrieze らは細胞外水分量のみでなく皮膚弾力性も調査した。乳癌関連リンパ浮腫患者194人に対し，教育，スキンケア，圧迫，運動を行う通常群に蛍光法を使用したMLD，あるいは通常のMLD，プラセボのMLDを追加した場合の筋膜上のリンパ液の集積と皮膚弾力性の変化を検証した。その結果，細胞外水分量はどの群でも減少したが，群間で有意差はなかった。SkinFibroMeterで行った皮膚の弾力を調べる検査では，3群とも改善したが，群間の有意差はなかった[3]。

　Sen らは，乳癌関連リンパ浮腫患者54人を，多層包帯法，運動，MLDを行う群27人，通常群（多層包帯法＋運動）27人に分け，各群の上肢の体積，体積変化率，Quick-DASH，Lymph-ICFの変化を検証した。その結果，両群で体積変化率は有意に減少したが，2群間で有意差はなかった[4]。

　以上の文献より，多層包帯法が併用されているためMLDの有無にかかわらず，体積の減少効果があるが，MLDの上乗せ効果はなかったと推察される。

　一方で，MLDの上乗せ効果を示す報告もある。2017年にShao らは，乳癌術後のリンパ浮腫に対する圧迫療法にMLDを追加する効果について，システマティックレビューを行った[5]。"lymphedema" と "lymphoedema" というキーワードで1990年から2015年までの報告から抽出された732編の論文中，評価し得る4編があった。結果として，圧迫療法にMLDを追加する効果は統計学的に認められたと報告している。

　また，McNeely らは，乳癌患者50人を4週間のMLD/CB（compression bandage）併用群とCB単独群にランダムに分けて治療効果を検討した。4週間で両群とも有意に体積が減少したが，軽度リンパ浮腫ではMLD/CB併用群のほうが有意に体積が減少したと報告している[6]。

　Qiao らは，4つの電子データベースから乳癌関連リンパ浮腫に対するMLDの有無でトライアルを比較した。四肢の容積の変化を含み，治療の回数と期間についてもサブグループ解析されている8編をまとめた。対象患者457人の解析では，MLDを受けた群と受けていない群を比較すると，MLDは全体として乳癌関連リンパ浮腫の上肢の体積を減少させなかった。しかし，サブグループ解析では20回を超える治療あるいは2週間以上の治療を行うと，有意にMLDを含む群で体積の減少がみられたと報告している[7]。

　MLDに関しては，リンパ浮腫の重症度や治療回数，期間などによる効果の違いがあり，施行する対象を選択して適切な頻度や期間を検討することにより，効果を発揮できる可能性があると考えられる。

　次にSLDに関する論文を紹介する。Sitzia らは，MLD群13人とSLD群15人でその効果を

検証するために，それぞれ2週間の介入を行い，その間，多層包帯法も行うpilot randomized studyを行った[8]。その結果，体積変化率はMLDで22%，SLDで11.8%であったが，両群間に有意差はなかった。

Williamsらは上肢リンパ浮腫に対するMLDとSLDの治療効果について報告している[9]。乳癌関連リンパ浮腫患者31人に対し，3週間毎日MLD治療を行い，無治療期間6週間を経て，3週間毎日SLD治療を行う群と，3週間毎日SLD治療を行い，無治療期間6週間を経て，3週間毎日MLD治療を行う群にランダムに分け，リンパ浮腫の改善率を検証した。結果として，両群の統計的有意差はみられなかったが，ともに介入前に比べて有意にリンパ浮腫の改善はみられた。

Bahtiyarcaらは，乳癌関連リンパ浮腫に対する複合的治療の初期治療時に，多層包帯法にMLDではなくSLDを加えることで，上肢浮腫，QOL，上肢機能，不安やうつにどのような影響を与えるかを検証している[10]。多層包帯法群14人と多層包帯法+SLD群10人で調査した。多層包帯法は23時間，週5回施行され，SLDは多層包帯を巻く前に施行された。6カ月後，両群とも治療により有意に浮腫が軽減したが，2群間でその効果に有意差はなかった。多層包帯法を23時間行う治療は強力な治療であり，SLDの上乗せ効果はなかったものと考えられる。

以上より，上肢リンパ浮腫に対する治療として，MLDとSLDの単独の効果はいまだ不明であると推察される。圧迫療法を含む標準療法におけるMLDの上乗せ効果は意見が分かれるところであるが，圧迫は長時間行うものであり，MLDは集中治療以外では連日施行することは不可能なので，その効果を比較すること自体難しい。

結論として，MLDは患者の意向に一致し，効果が期待される場合に行うこととし，その実施の可否は主治医の判断に委ねられる。SLD単独の施行は，その効果について，さらに報告数が少ないため勧められない。

2) 下肢について

Szubaらは，四肢リンパ浮腫に対し，MLDと弾性包帯による圧迫療法を施行する前向き試験を行った[11]。治療は，四肢リンパ浮腫患者79人に対してMLDを30〜60分間行い，治療3日目からSLDを開始した。MLD後は弾性包帯による圧迫を行った。結果として，浮腫の減少率は上肢は38±56%，下肢は41±27%であった。

また，Liaoらは，四肢リンパ浮腫に対しMLDと多層包帯法を施行する治療について前向き試験を行った[12]。四肢リンパ浮腫患者30人に対して治療を行い，治療前後で有意な改善を認めた。これらの報告のように，MLDと圧迫療法による治療の効果を示す報告は多くあるが，下肢のリンパ浮腫に対するMLDの単独効果に関する論文はない。

下肢リンパ浮腫に対するMLDの治療効果を評価するには十分な情報がないが，上肢リンパ浮腫に関する論文も考慮すると，患者の意向を十分に検討し，かつ効果がはっきりと評価される場合に限り，行うことが推奨されると考える。SLD単独の施行は報告例も少なく勧められない。

検索式・参考にした二次資料 ────────────

文献の検索は，下記1) 2)の手順で行った。

1）本ガイドライン2018年版の内容に加え，原則として新たに2017年以降2023年5月までの
データをPubMedで検索した。検索語は，「lymphedema AND（manual drainage OR
MLD OR SLD）」とした。該当した論文のうち，以下の基準に当てはまる論文を抽出した。

［適格基準］

①リンパ浮腫患者における診断・治療に関する原著論文，臨床試験，メタアナリシス，
ランダム化比較試験

②Primary endpointがQOL，身体的苦痛，精神的苦痛，生活への影響，または生命予後
のもの，あるいは実態調査

［除外基準］

①対象が小児に限定されているもの

②Primary endpointが非臨床的指標のもの（サイトカイン，栄養学的指標，免疫学的指標
など）

③対象が終末期患者（例えば，生命予後が6カ月以下など）に限定されているもの

④Full-length paperのある同一著者による短報

2）二次資料として，Cochrane Library，UpToDate，Clinical Evidence，ガイドライン，レ
ビュー論文を参照した。

以上の手順で，本CQに関係する文献12編を得た。

文　献

1 ）Andersen L, Højris I, Erlandsen M, et al. Treatment of breast-cancer-related lymphedema with or without manual lymphatic drainage-a randomized study. Acta Oncol. 2000；39（3）：399-405.［PMID：10987238］

2 ）Gradalski T, Ochalek K, Kurpiewska J. Complex decongestive lymphatic therapy with or without vodder II manual lymph drainage in more severe chronic postmastectomy upper limb lymphedema：a randomized noninferiority prospective study. J Pain Symptom Manage. 2015；50（6）：750-7.［PMID：26303187］

3 ）De Vrieze T, Gebruers N, Nevelsteen I, et al. Does manual lymphatic drainage add value in reducing suprafascial fluid accumulation and skin elasticity in patients with breast cancer-related lymphedema? Phys Ther. 2022；102（12）：pzac137.［PMID：36209432］

4 ）Sen EI, Arman S, Zure M, et al. Manual lymphatic drainage may not have an additional effect on the intensive phase of breast cancer-related lymphedema：a randomized controlled trial. Lymphat Res Biol. 2021；19（2）：141-50.［PMID：33058746］

5 ）Shao Y, Zhong DS. Manual lymphatic drainage for breast cancer-related lymphoedema. Eur J Cancer Care（Engl）. 2017；26（5）.［PMID：27167238］

6 ）McNeely ML, Magee DJ, Lees AW, et al. The addition of manual lymph drainage to compression therapy for breast cancer related lymphedema：a randomized controlled trial. Breast Cancer Res Treat. 2004；86（2）：95-106.［PMID：15319562］

7 ）Qiao J, Yang LN, Kong YH, et al. Effect of manual lymphatic drainage on breast cancer-related postmastectomy lymphedema：a meta-analysis of randomized controlled trials. Cancer Nurs. 2023；46（2）：159-66.［PMID：35324506］

8 ）Sitzia J, Sorbrido L, Harlow W. Manual lymphatic drainage compared with simple lymphatic drainage in the treatment of post-mastectomy lymphedema：a pilot randomised trial. Physiotherapy. 2002；88（2）：99-107.

9 ）Williams AF, Vadgama A, Franks PJ, et al. A randomized controlled crossover study of manual lymphatic drainage therapy in women with breast cancer-related lymphoedema. Eur J Cancer Care（Engl）. 2002；11（4）：254-61.［PMID：12492462］

10）Bahtiyarca ZT, Can A, Ekşioğlu E, et al. The addition of self-lymphatic drainage to compression therapy instead of manual lymphatic drainage in the first phase of complex decongestive therapy for treatment of breast cancer-related lymphedema : A randomized-controlled, prospective study. Turk J Phys Med Rehabil. 2018 ; 65 (4) : 309-17. [PMID : 31893267]

11) Szuba A, Cooke JP, Yousuf S, et al. Decongestive lymphatic therapy for patients with cancer-related or primary lymphedema. Am J Med. 2000 ; 109 (4) : 296-300. [PMID : 10996580]
12) Liao SF, Huang MS, Li SH, et al. Complex decongestive physiotherapy for patients with chronic cancer-associated lymphedema. J Formos Med Assoc. 2004 ; 103 (5) : 344-8. [PMID : 15216399]

Ⅲ

診断・治療

CQ15

a. 続発性リンパ浮腫に対して，圧迫療法や用手的リンパドレナージ（MLD）に間欠的空気圧迫療法（IPC）を加えることはリンパ浮腫発症予防の一環として勧められるか？

b. 続発性リンパ浮腫に対して，圧迫療法や用手的リンパドレナージ（MLD）に間欠的空気圧迫療法（IPC）を加えることは標準治療として勧められるか？

推奨

a. 間欠的空気圧迫療法（IPC）による上肢・下肢リンパ浮腫の発症予防に関しては論文が得られなかったため，推奨度は評価できない。

上肢：推奨度評価なし　下肢：推奨度評価なし

b. 間欠的空気圧迫療法（IPC）による上肢・下肢リンパ浮腫の治療は多くの研究で有用性が示唆されており，行うことを考慮してもよいが，それぞれの研究は症例数が限られており，質の高いエビデンスが十分ではない。さらに近年，リンパルートを標的とする新型IPCの開発によって，より良好なリンパ浮腫改善の可能性が期待されるが，臨床的なエビデンスが限られており，今後の探索研究や検証研究の結果が待たれる。

上肢：グレードC1　下肢：グレードC1

背景・目的

　間欠的空気圧迫療法（intermittent pneumatic compression；IPC）は通常，患者をバッグに包み，空気圧によってリンパ管の流れを促すもので，浮腫治療に有効であるとされてきた。通常，1サイクル30分，圧は30～40 mmHgで行われ，末梢側から腋窩に向かって一律に圧をかける機序である。2024年2月現在，わが国でリンパ浮腫に対するIPC装置として承認または認証を得た医療機器は存在しない。

　近年，わが国で新たに開発された新型IPCは，単に患肢を盲目的に圧迫する従来型IPCと異なり，16個のエアセルをもち，リンパルートの方向に応じて配置することで，残存するリンパルートの方向に圧迫することができる装置であり，2024年4月に承認予定である。

解　説

1）上肢について

　上肢リンパ浮腫に対する治療として，IPCについては以前より数多くの報告がなされてきた。Haghighatらは，乳癌術後上肢リンパ浮腫患者に対するIPCについて，圧迫療法単独と圧迫療法とIPCを併用した場合の安全性と効果について比較・調査するため，ランダム化前向き試験を行った[1]。リンパ浮腫になった乳癌術後患者112人をランダム化割り付けし，グループ1は圧迫療法のみ，グループ2では圧迫療法と圧迫施術の間にIPCを毎日行った。結果として，両群ともに治療前より浮腫は軽減していたが，圧迫療法単独よりIPCを併用する

ほうが改善率は低かった（43.1% vs. 37.5%, $p = 0.036$）。

Szolnokyらは，乳癌術後上肢リンパ浮腫患者に対して，MLD療法単独とMLDとIPCを併用した場合の安全性と効果について比較・調査するため，ランダム化前向き試験を行った[2]。リンパ浮腫になった乳癌術後患者27人を2群に分けた。グループ1はMLD 60分を1日1回，グループ2ではMLD 30分とIPC 30分を1日1回それぞれ毎日行った。結果として，両群ともに治療前より浮腫は軽減し，MLD単独よりIPCを併用するほうが14日目から有意に改善した。

Fifeらは，乳癌術後上肢リンパ浮腫患者に対して，通常のIPC〔a standard pneumatic compression device（SPCD）〕とプログラム化できるIPC〔an advanced pneumatic compression device（APCD）〕の安全性と効果について比較・調査するため，ランダム化前向き試験を行った[3]。リンパ浮腫になった乳癌術後患者36人を2群に分けた。グループ1はSPCDを1日1回1時間，グループ2はAPCDを1日1回1時間，両群ともに12週間毎日行った。結果は両群ともに治療前より浮腫は軽減し，SPCDでは16%，APCDでは29%，浮腫が軽減した。

Uzkeserらは，リンパ浮腫になった乳癌術後患者31人を2群に分け，前向きに検討した[4]。グループ1（15人）は複合的治療を行い，グループ2（16人）は複合的治療とIPCを行い，IPCは週5回×45分間（40 mmHg）で行った。両群ともに治療前と開始後3，7週間後で評価を行った。結果は両群ともに治療前より浮腫は軽減したが，IPCの上乗せ効果はなかった。

一方，IPCとMLDを比較した論文では，まずJohanssonらは，乳癌術後のリンパ浮腫患者をMLD群（12人）とSPC（順次空気圧迫療法）群（12人）に分け，比較検討を行い，ともに有意にリンパ浮腫治療効果（$p < 0.05$）があり，群間では差はなかった[5]。さらに，Gurdalらは，乳癌術後のリンパ浮腫患者をMLDとCB（圧迫包帯）群（15人）とIPCとSLD（simple lymphatic drainage）群（15人）に分け，比較検討した結果，ともに有意にリンパ浮腫治療効果（$p < 0.01$）があり，群間では差はなかった[6]。Sanal-Toprakらは，乳癌術後のリンパ浮腫患者46人に対するIPC（22人）とMLD（24人）について検討し，ともに開始5週目からリンパ浮腫治療効果（$p < 0.05$）があり，IPCとMLDの効果は同等であった[7]。

よって，IPCには乳癌術後のリンパ浮腫治療効果があり，IPCとMLDの群間で有意差はなかった。

以上より，上肢リンパ浮腫患者に対するIPCの治療の有用性には一定の見解が得られている。一方，IPCによる発症予防に関する論文報告（英文）はみつからず，今後の研究が待たれる。

2) 下肢について

Taradajらは，下肢リンパ浮腫患者81人を3群に分け，圧を変えたIPCの効果を12-chamber apparatus Lymphatron DL1200（Technomex LLC, Gliwice, Upper Silesia, Poland）を用いて前向きに検討した[8]。グループAでは通常の圧迫療法にIPC（120 mmHg）を併用，グループBでは通常の圧迫療法にIPC（60 mmHg）を併用，グループCでは圧迫療法のみとして検討した。結果として，圧迫療法にIPC（120 mmHg）を併用することで効果が認められた。

Blumbergらは，下肢リンパ浮腫患者70人にIPCを用い，有意に軽減効果を認め，蜂窩織炎や潰瘍も軽減したと報告している[9]。

Dunnらは，下肢リンパ浮腫患者40人に対するIPCについて検討し，IPCはMLDへの上

乗せ効果を認めた[10]。

Kitayamaらは，下肢リンパ浮腫患者に対するIPCを用いたリアルタイムな効果について検討した[11]。患者17人（婦人科癌14人，大腸癌3人）に対してメドマーPM8000®を着用させ，インドシアニングリーン（ICG）0.05 mLを皮内注射し，赤外観察カメラシステム（photodynamic eye；PDE）で流れを観察し，実際のICGの蛍光を測定した。結果として，IPCを行うことによってICGは流れており，リンパ浮腫の治療になり得る可能性を示唆した。

近年，Shinaokaらは遺体を用いたリンパ管造影を行い，上肢・下肢リンパ管の流れを解明している[12]~[14]。上肢には5つのルート，下肢には4つのルートがあり，さらに下肢リンパ浮腫患者では，ルートの閉塞している位置だけでなく，リンパ浮腫の重症度と流れるルートに関係性があると報告している。特に軽症では内側方向に，中等度では外側方向に優位にリンパルートが残存しており，リンパ流促進効果が有意にみられたことを報告している。

これらのShinaokaらの報告に基づいて開発された空気圧式リンパ流促進装置（pneumatic lymphatic drainage；PLD）が，リンパ浮腫治療用の医療機器として2024年4月に承認される予定である。実際に，乳癌術後上肢リンパ浮腫（5人）と卵巣癌術後下肢リンパ浮腫（1人）にPLDを行った探索研究では，リンパ浮腫治療効果がみられた[15]。今後，上肢・下肢リンパ腫に対するPLDを用いた治療の有用性が探索，そして検証されることが求められている。

以上より，下肢リンパ浮腫に対するIPCによる治療の有用性を示す報告が多くみられるようになっている。一方，発症予防に関する論文は，上肢と同様に下肢リンパ浮腫に対するIPCの報告はなく，今後の研究が待たれる。

検索式・参考にした二次資料

文献の検索は，下記1）2）の手順で行った。

1）本ガイドライン2018年版の内容に加え，原則として新たに2017年以降2023年1月までのデータをPubMedで検索した。検索語は，「lymphedema AND Intermittent Pneumatic compression」とした。該当した3,995編のうち，以下の基準に当てはまる論文を得た。

［適格基準］
　①リンパ浮腫患者における診断・治療に関する原著論文，臨床試験，メタアナリシス，ランダム化比較試験
　②Primary endpointがQOL，身体的苦痛，精神的苦痛，生活への影響，または生命予後のもの，あるいは実態調査

［除外基準］
　①対象が小児に限定されているもの
　②Primary endpointが非臨床的指標のもの（サイトカイン，栄養学的指標，免疫学的指標など）
　③対象が終末期患者（例えば，生命予後が6カ月以下など）に限定されているもの
　④Full-length paperのある同一著者による短報

2）二次資料として，Cochrane Library，UpToDate，Clinical Evidence，ガイドライン，レビュー論文，日本リンパ浮腫学会雑誌，特許情報プラットフォームを参照した。

以上の手順で，本CQに関係する文献15編を得た。

文　献

1) Haghighat S, Lotfi-Tokaldany M, Yunesian M, et al. Comparing two treatment methods for post mastectomy lymphedema：complex decongestive therapy alone and in combination with intermittent pneumatic compression. Lymphology. 2010；43 (1)：25-33. [PMID：20552817]
2) Szolnoky G, Lakatos B, Keskeny T, et al. Intermittent pneumatic compression acts synergistically with manual lymphatic drainage in complex decongestive physiotherapy for breast cancer treatment-related lymphedema. Lymphology. 2009；42 (4)：188-94 [PMID：20218087]
3) Fife CE, Davey S, Maus EA, et al. A randomized controlled trial comparing two types of pneumatic compression for breast cancer-related lymphedema treatment in the home. Support Care Cancer. 2012；20 (12)：3279-86. [PMID：22549506]
4) Uzkeser H, Karatay S, Erdemci B, et al. Efficacy of manual lymphatic drainage and intermittent pneumatic compression pump use in the treatment of lymphedema after mastectomy：a randomized controlled trial. Breast Cancer. 2015；22 (3)：300-7. [PMID：23925581]
5) Johansson K, Lie E, Ekdahl C, et al. A randomized study comparing manual lymph drainage with sequential pneumatic compression for treatment of postoperative arm lymphedema. Lymphology. 1998；31 (2)：56-64. [PMID：9664269]
6) Gurdal SO, Kostanoglu A, Cavdar I, et al. Comparison of intermittent pneumatic compression with manual lymphatic drainage for treatment of breast cancer-related lymphedema. Lymphat Res Biol. 2012；10 (3)：129-35. [PMID：22984910]
7) Sanal-Toprak C, Ozsoy-Unubol T, Bahar-Ozdemir Y, et al. The efficacy of intermittent pneumatic compression as a substitute for manual lymphatic drainage in complete decongestive therapy in the treatment of breast cancer related lymphedema. Lymphology. 2019；52 (2)：82-91. [PMID：31525829]
8) Taradaj J, Rosińczuk J, Dymarek R, et al. Comparison of efficacy of the intermittent pneumatic compression with a high- and low-pressure application in reducing the lower limbs phlebolymphedema. Ther Clin Risk Manag. 2015；11：1545-54. [PMID：26504396]
9) Blumberg SN, Berland T, Rockman C, et al. Pneumatic compression improves quality of life in patients with lower-extremity lymphedema. Ann Vasc Surg. 2016；30：40-4. [PMID：26256706]
10) Dunn N, Williams EM, Dolan G, et al. Intermittent pneumatic compression for the treatment of lower limb lymphedema：a pilot trial of sequencing to mimic manual lymphatic drainage versus traditional graduated sequential compression. Lymphat Res Biol. 2022；20 (5)：514-21. [PMID：34883036]
11) Kitayama S, Maegawa J, Matsubara S, et al. Real-time direct evidence of the superficial lymphatic drainage effect of intermittent pneumatic compression treatment for lower limb lymphedema. Lymphat Res Biol. 2017；15 (1)：77-86. [PMID：28323573]
12) Shinaoka A, Koshimune S, Suami H, et al. Lower-limb lymphatic drainage pathways and lymph nodes：a CT lymphangiography cadaver study. Radiology. 2020；294 (1)：223-9. [PMID：31746690]
13) Shinaoka A, Kamiyama K, Yamada K, et al. A new severity classification of lower limb secondary lymphedema based on lymphatic pathway defects in an indocyanine green fluorescent lymphography study. Sci Rep. 2022；12 (1)：309. [PMID：35013357]
14) 特許情報プラットフォーム．公開番号 特開2019-118803 リンパ系の機能を評価する方法．https://www.j-platpat.inpit.go.jp/c1800/PU/JP-2019-118803/EC2CCE92FE7F668AC-B455574E0A17FAF601165E93431DD6F2BC58E6B447DF8A9/11/ja
15) 山本大悟，他．リンパ浮腫患者に対する新型空気圧式リンパ流促進装置（新設予定）の有用性．日本リンパ浮腫学会雑誌．2023；短報第1号：11-3.

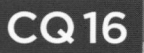

CQ 16

続発性リンパ浮腫に対して，運動療法は治療として勧められるか？

推奨

乳癌関連上肢リンパ浮腫の患者に対して，筋力トレーニングおよび有酸素運動はリンパ浮腫治療として推奨される。婦人科癌関連下肢リンパ浮腫患者に対して，筋力トレーニングおよび有酸素運動は圧迫療法などとの併用という条件付きで推奨される。

上肢：グレードB　下肢：グレードC1

背景・目的

　過去には，運動（エクササイズ）は血流増加によりリンパ浮腫を悪化させるリスクがあるため，運動を積極的に推奨しないといった指導もされていた歴史がある。近年，適切な指導を行ったうえでの運動では，リンパ浮腫の悪化や有害事象の発生はなく，逆にリンパ浮腫軽減につながったとされるデータが蓄積されている。一方，乳癌術後の上肢リンパ浮腫について検討した報告に比べ，下肢リンパ浮腫について検討した報告は少ない。

解　説

　上肢リンパ浮腫に対する運動の効果については，複数のシステマティックレビューが報告されている。

　筋力トレーニングの効果について，Baumannらは乳癌関連リンパ浮腫患者を対象とした筋力トレーニングによる効果を検証するシステマティックレビューを行った[1]。選ばれた11の研究から，患肢体積，自覚症状が検討された。4つのランダム化比較試験で患肢体積の有意な減少を認め，6つのランダム化比較試験で自覚症状の有意な改善を認めた。いずれの研究でも，運動によるリンパ浮腫の増悪は認めなかった。

　また，Wangらは，ガイドラインやコンセンサスステートメントを含めた定性的システマティックレビューを行った[2]。PRISMA（2020）に従って，悪化の有無，ボリューム，周径，QOL，ROM，BMI，体組成，自覚症状などについて，定性的に相対評価を行っている。22編（ガイドライン7編，コンセンサスステートメント4編，システマティックレビュー11編）が抽出され，AGREE II基準によって，ガイドラインとコンセンサスステートメントの全体的なクオリティは中程度から高いレベルであった。一方，11編のシステマティックレビューについてはAMSTAR基準での評価では，非常に低いレベルから高いレベルの間で評価されていた。筋力トレーニングについては6つのカテゴリー（安全性，有効性，トレーニング前の評価，トレーニングの処方，評価指標，注意点）において重複する内容を含め43項目を各論文からピックアップしており，主には安全に運動を行うための注意点や運動の強度，頻度，期間や設定目標，評価項目についてであった。運動を行う前に全身倦怠感や疲労感，体調不良がある場合は，無理な運動を避けること，運動前に貧血，運動麻痺，骨転移の有無，心肺機能，化学療法の影響，リンパ浮腫の悪化を担当医にチェックしてもらうこと，同時

に運動継続中に担当医師にモニタリングしてもらうこと，運動強度，セット数，時間，頻度，種類や到達目標などは個々人の癌の状況やリンパ浮腫の状況によって異なるため，無理のない設定を行う必要があること，運動は病状を理解している専門家の指導のもとに行うことなどを列挙してる。

　Hasenoehrlらは，乳癌関連リンパ浮腫患者に対する筋力トレーニングの効果について定量的システマティックレビューを行った。PRISMA（2009）に従って29の論文を抽出し，評価指標ごとに対象論文をそれぞれ抽出してメタアナリシスを行った[3]。トレーニング介入の前後で評価指標の平均測定値の変化について，フォレストプロットを作成した。Bioimpedance spectroscopy（BIS），上肢筋力，下肢筋力でそれぞれ6つの論文が抽出された。筋力トレーニングの前後で，L-Dex値（−1.10，95%CI　−2.19-−0.01）で有意に低下を認めた。また，上肢筋力，下肢筋力もトレーニング後に有意に増加していた。

　筋力トレーニング以外の運動療法について，Olssonらは，リハビリテーション（運動と身体活動，太極拳，ヨガ，リンパ浮腫複合的治療，心理的介入）による効果について定性的システマティックレビューを行った[4]。37のシステマティックレビューを抽出し，AMSTAR 2に従って質的評価を行い（低レベル：21編，中レベル：14編，高レベル：2編），それぞれのアウトカムについて定性的システマティックレビューを行った。筋力トレーニングは，四肢筋力やQOLの向上，BMI維持に有益であった。運動（ヨガ，ノルディックウォーキング，筋力トレーニング）は患肢の体積減少に効果を認めた。複合的治療は患肢の体積減少に有効である可能性があるとした。

　個別の研究では，Kilbreathらは3カ月以上症状が持続する乳癌術後リンパ浮腫患者88人を対象として，有酸素運動と筋力トレーニングからなる運動療法の効果をランダム化比較試験で検討した[5]。介入は，12週間に渡り1時間の運動を週3回，隔週で専門の運動療法士の指導のもとでトレーニングを行った。プログラムは，ウォームアップの後，30分の筋力強化トレーニング，10分の有酸素運動（バイク，トレッドミル，ローイングマシン，クロストレーナー）を行った。筋力トレーニングは経時的に負荷を増やしていき，4週ごとに飽きないように運動メニューを変更した。EORTC QLQ-BR23スコアで胸部と上肢の症状が，介入群で有意に改善していた。LSIDSスコアでは，介入群で腫脹に対する知覚症状で有意に改善がみられた。超音波検査による胸壁での皮膚の厚さについては，運動群で手術側の皮膚で有意に減少が認められていた。BISの変化については，四肢では2群で有意差は認めず，胸壁でのみ運動群のほうが有意に改善していた。Loudonらは，ISL分類Ⅰ期の乳癌関連リンパ浮腫患者に対し，ヨガによる自己肯定感の変化を調査した[6]。映像教材を用いた自宅での8週間の介入と，その間に隔週でヨガ教室で指導を受けた。もともと関心がある対象者による主観的な評価であるが，介入後の質的評価指標は，身体的，精神的，社会的機能の面でポジティブな結果を報告している[7]。またPirincciらは，乳癌術後の中等度リンパ浮腫患者25人に対し，複合的治療に肩甲胸郭安定化運動を追加する効果についてランダム化比較試験で検討した[8]。3週間の治療前後，および治療終了5週後に肩甲骨機能，姿勢，バランスを評価し，治療後，治療終了5週後に介入群の各種指標の有意な改善（$p < 0.05$）を報告している。

　以上のことから，上肢については，複数の定量的，定性的システマティックレビューの結

果から，筋力トレーニングに関しては有効性を示すデータが揃っている。そのほかの運動療法については概ね有効性を示す報告が出ていることから，推奨グレードはBとした。

　下肢リンパ浮腫に対する運動の効果については，現時点ではシステマティックレビューが存在しない。

　個別の研究では，Fukushimaらは，下肢リンパ浮腫のある23人に対してランダム化クロスオーバー比較試験で，圧迫療法を伴う運動療法（active exercise with compression therapy；AECT）の効果を調べた[9]。AECTは伸縮性のバンデージを着けた状態で自転車エルゴメーターを使って行われた。高負荷AECT，低負荷AECT，圧迫療法のみ（compression therapy；CT）の3つの介入方法を組み合わせた。それぞれ15分間行い，1週間の休止期間を設けた。下肢の体積はペロメーターで評価した。下肢体積の減少は3つの介入方法で異なった（$p=0.04$）。下肢体積は，CTに比較して高負荷AECTで有意に減少した（$p=0.02$）。ただし，各介入方法の間の休止期間では下肢体積に有意差はなかった（$p=0.79$）。身体症状と皮膚症状はどの介入方法でも同様であったが，介入前の皮膚症状は高負荷および低負荷AECT後で程度が軽かった。

　Erginらは，維持期にある片側下肢リンパ浮腫患者57人に対し，屋内で行う体操運動と，水中で行うaqua-lymphatic therapy（ALT）の効果をランダム化比較試験で検討した[10]。1回45〜60分で週2回6週間の介入を行った。両群とも，浮腫，機能レベル，QOL，社会的・将来的不安の測定値で改善がみられたが，この改善はALT群でより高かった（$p<0.05$，$p\leqq0.001$）。

　Doらは婦人科癌術後の片側下肢リンパ浮腫患者40人に対し，通常の複合的治療（CDT群）と，さらにストレッチ，筋力強化，体感安定運動，有酸素運動を加えた場合（CRCDT群）の効果をランダム化比較試験で検討した[11]。4週間の介入で体積の有意な増減はなかったものの，浮腫状態，疲労，疼痛，GCLQ-K（韓国語版婦人科癌リンパ浮腫質問票）スコアは両群で有意に改善した（$p<0.05$）。EORTC QLQ-C30および30秒椅子立ちテストにおける身体機能と疲労，膝伸展筋力は，CDT群と比較してCRCDT群で有意に改善した（$p<0.05$）。

　下肢のリンパ浮腫に対する運動の効果については，論文が少しずつ増えているものの，結論を得るにはまだエビデンスが少なく，さらなる研究が待たれる。

検索式・参考にした二次資料

　文献の検索は，下記1) 2) の手順で行った。

1) 本ガイドライン2018年版の内容に加え，原則として新たに2017年以降2023年3月までのデータをPubMedで検索した。検索語は，「lymphedema AND exercise」とした。該当した853編のうち，原発性とフィラリア症関連を除外し，以下の基準に当てはまる論文を抽出した。

［適格基準］

　①リンパ浮腫患者における診断・治療に関する原著論文，臨床試験，メタアナリシス，ランダム化比較試験

　②Primary endpointがリンパ浮腫の変化（周径，BIS，体積など），QOL，身体的苦痛，精神的苦痛，生活への影響，あるいは実態調査

［除外基準］

①対象が小児に限定されているもの

②Primary endpointが非臨床的指標のもの（サイトカイン，栄養学的指標，免疫学的指標など）

③対象が終末期患者（例えば，生命予後が6カ月以下など）に限定されているもの

④Full-length paperのある同一著者による短報

2）二次資料として，Cochrane Library，UpToDate，Clinical Evidence，ガイドライン，レビュー，コンセンサス論文を参照した。

以上の手順で，本CQに関係する文献11編を得た。

文　献

1) Baumann FT, Reike A, Reimer V, et al. Effects of physical exercise on breast cancer-related secondary lymphedema : a systematic review. Breast Cancer Res Treat. 2018 ; 170 (1) : 1-13. [PMID : 29470804]

2) Wang L, Shi YX, Wang TT, et al. Breast cancer-related lymphoedema and resistance exercise : An evidence-based review of guidelines, consensus statements and systematic reviews. J Clin Nurs. 2023 ; 32 (9-10) : 2208-27. [PMID : 35894167]

3) Hasenoehrl T, Palma S, Ramazanova D, et al. Resistance exercise and breast cancer-related lymphedema-a systematic review update and meta-analysis. Support Care Cancer. 2020 ; 28 (8) : 3593-603. [PMID : 32415386]

4) Olsson Möller U, Beck I, Rydén L, et al. A comprehensive approach to rehabilitation interventions following breast cancer treatment-a systematic review of systematic reviews. BMC Cancer. 2019 ; 19 (1) : 472. [PMID : 31109309]

5) Kilbreath SL, Ward LC, Davis GM, et al. Reduction of breast lymphoedema secondary to breast cancer : a randomised controlled exercise trial. Breast Cancer Res Treat. 2020 ; 184 (2) : 459-67. [PMID : 32812177]

6) Loudon A, Barnett T, Williams A. Yoga, breast cancer-related lymphoedema and well-being : A descriptive report of women's participation in a clinical trial. J Clin Nurs. 2017 ; 26 (23-24) : 4685-95. [PMID : 28334470]

7) Pasyar N, Barshan Tashnizi N, Mansouri P, et al. Effect of yoga exercise on the quality of life and upper extremity volume among women with breast cancer related lymphedema : A pilot study. Eur J Oncol Nurs. 2019 ; 42 : 103-9. [PMID : 31479846]

8) Pirincci CS, Dalyan M, Delialioglu SU, et al. Effects of scapulothoracic stabilization exercises on scapular function, posture, and balance in lymphedema after mastectomy : a randomized controlled trial. Women Health. 2023 ; 63 (4) : 251-65. [PMID : 36814100]

9) Fukushima T, Tsuji T, Sano Y, et al. Immediate effects of active exercise with compression therapy on lower-limb lymphedema. Support Care Cancer. 2017 ; 25 (8) : 2603-10. [PMID : 28386788]

10) Ergin G, Karadibak D, Sener HO, et al. Effects of aqua-lymphatic therapy on lower extremity lymphedema : a randomized controlled study. Lymphat Res Biol. 2017 ; 15 (3) : 284-91. [PMID : 28880750]

11) Do JH, Choi KH, Ahn JS, et al Effects of a complex rehabilitation program on edema status, physical function, and quality of life in lower-limb lymphedema after gynecological cancer surgery. Gynecol Oncol. 2017 ; 147 (2) : 450-5. [PMID : 28941657]

CQ17

続発性リンパ浮腫に対してリンパ管静脈吻合術（LVA）を行った場合，行わなかった場合と比べてリンパ浮腫は改善するか？

推奨

リンパ浮腫に対するリンパ管静脈吻合術（LVA）の有効性に関して，上肢，下肢，いずれにおいても，ほとんどの報告において体積の減少や蜂窩織炎の発生率の低下などの有効性が示されている。一方で個々の報告に目を向けると，質の高い比較研究は極めて少なく，さらに上質な研究成果の報告が待たれる。　　　　**グレードC1**

背景・目的

　続発性リンパ浮腫に対して現在広く行われているリンパ管静脈吻合術（lymphatic-venous anastomosis；LVA）は，患肢の集合リンパ管と静脈との間で内膜を正確に接合し吻合することで，うっ滞したリンパ液を直接静脈に環流させる外科的治療法である。従来，LVAと混同されてきたリンパ管を静脈内に移植する術式とは明確に区別して検証される必要がある。本CQでは，LVAの適応と治療成績に関する近年の動向を検証した。

解　説

　リンパ浮腫に対するマイクロサージャリーを用いた再建手術としては，LVAと血管柄付きリンパ節移植術（vascularized lymph node transfer；VLNT）が代表的である。これらは，比較的新しい術式であるが，この10年の間に非常に多くの臨床研究が報告されてきた。

　Meuliらの論文150編6,496人の患者を対象としたシステマティックレビュー，メタアナリシスによると，LVAにより，余剰な周径の35.6%，余剰な体積の32.7%の減少が得られ，1年あたりの蜂窩織炎の発生回数は1.9回減少するという結果が得られており，続発性リンパ浮腫の重症度を軽減する有効な治療法であることが示されている[1]。しかし，含まれた研究のほとんどが症例集積研究であり，選択バイアスのリスクは高い。また，研究間の比較をより的確なものとするには，病期分類方法やアウトカムの測定，報告の方法が標準化されていくことが必要であると指摘されている。

　Guptaらは上肢リンパ浮腫に対するLVA，Verheyらは下肢リンパ浮腫に対するLVAについて，それぞれシステマティックレビューを行っている[2][3]。術前，術後の適切な圧迫療法を行うことが前提ではあるものの，上肢においても下肢においても，進行したリンパ浮腫に比して早期のリンパ浮腫においてLVAは高い治療効果が得られていると分析されている。また，Changらの報告したシステマティックレビュー，メタアナリシスでは，上肢リンパ浮腫においては，LVAの術後に一定の割合で日々の圧迫療法を中断することが可能であったことが，5つの論文の報告結果としてまとめられている[4]。LVAは，VLNTと比べて，合併症のリスクが少なく，入院日数の短い治療方法であることが報告されている[5]。

　LVAは，VLNTと比較して，報告の間で術式の違いに伴うバイアスは少ないと考えられ

る。一方で，Rosianらは，LVAの前向き試験における研究手法，評価方法について，バイアスのリスクが高いことを指摘している[6]。質の高い研究手法がとられていないことは，リンパ浮腫予防手術においても同様に指摘されている[7]。今後，より質の高い研究が蓄積されることで，明確な治療適応と，部位，重症度別の標準的治療成果が明らかになることが期待される。現時点では，LVAは，適切な保存療法の指導のもとで十分な症状のコントロールが得られていない場合において適応が検討される術式である。

検索式・参考にした二次資料

文献の検索は，下記1）2）の手順で行った。

1）本ガイドライン2018年版の内容に加え，原則として新たに2017年以降2023年7月までのデータをPubMedで検索した。検索語は，「lymphedema AND "lymphatic venous anastomosis" OR "lymphovenous bypass" OR "lymphaticovenular anastomosis" NOT "animal"」とした。該当した283編のうち，以下の基準に当てはまる論文を抽出した。

［適格基準］

①リンパ浮腫患者に対する外科的治療に関する原著論文，臨床試験，メタアナリシス，ランダム化比較試験，システマティックレビュー

②Primary endpointが治療効果，身体的苦痛，精神的苦痛，QOL，あるいは実態調査

［除外基準］

①対象が小児に限定されているもの

②Primary endpointが非臨床的指標のもの（サイトカイン，栄養学的指標，免疫学的指標など）

③対象が終末期患者（例えば，生命予後が6カ月以下など）に限定されているもの

④Full-length paperのある同一著者による短報

2）二次資料として，Cochrane Library，UpToDate，Clinical Evidence，ガイドライン，レビュー，コンセンサス論文を参照した。

以上の手順で，本CQに関係する文献7編を得た。

文　献

1）Meuli JN, Guiotto M, Elmers J, et al. Outcomes after microsurgical treatment of lymphedema：a systematic review and meta-analysis. Int J Surg. 2023；109（5）：1360-72.［PMID：37057889］

2）Gupta N, Verhey EM, Torres-Guzman RA, et al. Outcomes of lymphovenous anastomosis for upper extremity lymphedema：a systematic review. Plast Reconstr Surg Glob Open. 2021；9（8）：e3770.［PMID：34476159］

3）Verhey EM, Kandi LA, Lee YS, et al. Outcomes of lymphovenous anastomosis for lower extremity lymphedema：a systematic review. Plast Reconstr Surg Glob Open. 2022；10（10）：e4529.［PMID：36225843］

4）Chang DW, Dayan J, Greene AK, et al. Surgical treatment of lymphedema：a systematic review and meta-analysis of controlled trials. Results of a consensus conference. Plast Reconstr Surg. 2021；147（4）：975-93.［PMID：33761519］

5）Akita S, Mitsukawa N, Kuriyama M, et al. Comparison of vascularized supraclavicular lymph node transfer and lymphaticovenular anastomosis for advanced stage lower extremity lymphedema. Ann Plast Surg. 2015；74（5）：573-9.［PMID：25875724］

6）Rosian K, Stanak M. Efficacy and safety assessment of lymphovenous anastomosis in patients with primary and secondary lymphoedema：a systematic review of prospective evidence. Microsurgery. 2019；39（8）：763-72.［PMID：31571265］

7）Ciudad P, Escandón JM, Bustos VP, et al. Primary prevention of cancer-related lymphedema using preventive lymphatic surgery：systematic review and meta-analysis. Indian J Plast Surg. 2022；55（1）：18-25.［PMID：35444756］

続発性リンパ浮腫に対して血管柄付きリンパ節移植術（VLNT）を行った場合，行わなかった場合と比べてリンパ浮腫は改善するか？

推奨

リンパ浮腫に対する血管柄付きリンパ節移植術（VLNT）の有効性に関する研究結果はおおむね一致している。システマティックレビューでも，国際リンパ学会の病期分類（ISL）Ⅱ／Ⅲ期症例に対する有効性については結果が概ね一致しているが，個々の研究はほとんどが症例集積研究であるため，標準的な治療選択肢とするためには，より質の高い研究が必要である。　　　　　　　　　　　　　　　　グレード C2

背景・目的

　リンパ浮腫に対する外科的治療の選択肢の一つである血管柄付きリンパ節移植術（vascularized lymph node transfer；VLNT）は比較的新しい手技であり，近年，報告が急増している領域である。本CQでは，その治療成績や適応病期に関する近年の動向を検証した。

解　説

　VLNTとは，マイクロサージャリーにより，血管柄付きのリンパ組織を含むドナーフラップを，外側鼠径部，胸壁，頸部などから鼠径や腋窩に移植し，患肢の脈管循環を再構築することで浮腫の軽減を図る術式である。Carlらによる外科的治療のシステマティックレビューでは，VLNTに関して10論文（中等度〜重症185人：上肢111人，下肢74人を含む）が抽出された。周径減少率は39.5%，体積減少率は26.4%であった[1]。VLNTは閉塞したリンパ機能を改善するが，侵襲が大きく，術後合併症は30.1%とする報告もあり，ISL Ⅱ期晩期からⅢ期の重症例にのみ適応すべきであると考察している。また，ScaglioniらはVLNTに関する包括的レビューを行い，24論文271人を抽出した[2]。ドナー部位は鼠径部が最も多く，外側胸部リンパ節群がこれに続くが，後者は他のドナー部位と比べて減量効果が少ないうえに合併症が27.5%と最も多かった（鼠径部10.3%，鎖骨上5.6%）。奏効率は上肢74.2%に対し，下肢は53.2%だったが，リンパ節の移植先が近位か遠位かで効果に有意差はなかった（76.9% vs. 80.4%）。これらの結果より，VLNTはマイクロサージャリーを用いて行えば，リンパ浮腫の病期にかかわらず有効な方法であるとしている。さらに，Ozturkらによるシステマティックレビューでは18論文305人が抽出された[3]。周径評価を受けた182人中165人（91%）が周径の減少を，114人中98人（86%）が患肢体積の減量を認めた。92人中55人にリンパシンチグラフィで術後中等度以上のリンパ流改善がみられ，蜂窩織炎の発症率も低下した。105人に対して満足度調査がなされており，7人を除き全例が高い満足度を示し，QOL改善が得られたと回答していた。Dionyssiouらは，乳癌術後リンパ浮腫患者36人をA群18人：VLNT＋弾性着衣6カ月着用とB群18人：複合的治療のみ6カ月に割り付けてランダム化比

較試験を行った[4]。その後の6カ月は両群とも弾性着衣を付けずに過ごし，1年後（調査開始から18カ月後）に患肢の改善度を比較検討した。体積減少率はA群57%，B群18%で，A群で有意に感染が減少した。これに伴い，A群では医療費も著しく減少し，痛みや重さについてもB群に比べて改善がみられた。Akitaらは，LVAを対照群とした症例対照研究においてそれぞれVLNTの優位性を示した[5]。後ろ向き症例集積研究ではあるが，Ciudadらは，術後平均38カ月経過したISL Ⅱ/Ⅲ期の83人についてVLNTの有効性を検証し，患肢の減量効果があり，蜂窩織炎の発症率がより有意に低下したと報告した（$p < 0.05$）[6]。

　主な合併症はドナーロス1人，ドナーサイトの血腫1人で，観察期間の後に18人（21.7%）は減量手術を追加しており，Ⅲ期症例についてはVLNTに直接的な減量術を付加することでより良い効果が得られるとしている。Patelらは四肢リンパ浮腫患者25人に対して，De Bruckerらは乳癌術後上肢リンパ浮腫患者25人に対して，それぞれVLNT後の効果とQOL（HRQOL）の変化を検証し，どちらも良好な成績を報告している[7][8]。De Bruckerらは，50%の症例で感染が起こらなくなり，44%（11人）は平均29カ月の間，圧迫療法から解放され，他の56%は圧迫療法を行う頻度が3分の1に減ったと報告している[8]。Akitaらは，上肢リンパ浮腫患者42人にVLNTを行い，術前から術後の浮腫の治療効果を約20カ月フォローしたところ，周径，蜂窩織炎，体重減少，QOLで有意に改善がみられている[9]。また，インドシアニングリーン（ICG）による血流評価を行い，血流維持が治療効果に重要であるとしている。

　Dionyssiouらは，上肢リンパ浮腫患者64人にVLNTを行い，移植片が$25cm^2$より大きいか否かで2群に分け検討している[10]。大きい群ほど多くのリンパ節が含まれ，1年後のリンパ浮腫の体積減少も有意であると報告している。

　以上より，VLNTは，ISL Ⅱ/Ⅲ期の比較的進行したリンパ浮腫症例に対して減量効果を示し，これに伴い感染発症の減少など，HRQOLの改善も認められることは明らかだが，標準的な治療選択肢として確立するためには，さらに症例数が多く観察期間の長いランダム化比較試験を待つ必要がある。現時点においては，保存的治療に抵抗し，蜂窩織炎を繰り返すような難治症例に対し，現状の位置付けについて十分に理解を得たうえで実施を考慮する。

検索式・参考にした二次資料

　文献の検索は，下記1）2）の手順で行った。

1) 本ガイドライン2018年版の内容に加え，原則として新たに2017年以降2023年6月までのデータをPubMedで検索した。検索語は，「lymphedema AND "vascularized lymph node transfer" NOT animal」とした。該当した93編のうち，以下の基準に当てはまる論文を抽出した。

［適格基準］
　①リンパ浮腫患者に対する外科的治療に関する原著論文，臨床試験，メタアナリシス，ランダム化比較試験，システマティックレビュー
　②Primary endpointが治療効果，身体的苦痛，精神的苦痛，QOL，あるいは実態調査

［除外基準］
　①対象が小児に限定されているもの

②Primary endpointが非臨床的指標のもの（サイトカイン，栄養学的指標，免疫学的指標など）

③対象が終末期患者（例えば，生命予後6カ月以下など）に限定されているもの

④Full-length paperのある同一著者による短報

2）二次資料として，Cochrane Library，UpToDate，Clinical Evidence，ガイドライン，レビュー，コンセンサス論文を参照した。

以上の手順で，本CQに関係する文献10編を得た。

文 献

1）Carl HM, Walia G, Bello R, et al. Systematic review of the surgical treatment of extremity lymphedema. J Reconstr Microsurg. 2017；33（6）：412-25.［PMID：28235214］

2）Scaglioni MF, Arvanitakis M, Chen YC, et al. Comprehensive review of vascularized lymph node transfers for lymphedema：Outcomes and complications. Microsurgery. 2018；38（2）：222-9.［PMID：27270748］

3）Ozturk CN, Ozturk C, Glasgow M, et al. Free vascularized lymph node transfer for treatment of lymphedema：A systematic evidence based review. J Plast Reconstr Aesthet Surg. 2016；69（9）：1234-47.［PMID：27425000］

4）Dionyssiou D, Demiri E, Tsimponis A, et al. A randomized control study of treating secondary stage II breast cancer-related lymphoedema with free lymph node transfer. Breast Cancer Res Treat. 2016；156（1）：73-9.［PMID：26895326］

5）Akita S, Mitsukawa N, Kuriyama M, et al. Comparison of vascularized supraclavicular lymph node transfer and lymphaticovenular anastomosis for advanced stage lower extremity lymphedema. Ann Plast Surg. 2015；74（5）：573-9.［PMID：25875724］

6）Ciudad P, Agko M, Perez Coca JJ, et al. Comparison of long-term clinical outcomes among different vascularized lymph node transfers：6-year experience of a single center's approach to the treatment of lymphedema. J Surg Oncol. 2017；116（6）：671-82.［PMID：28695707］

7）Patel KM, Lin CY, Cheng MH. A prospective evaluation of lymphedema-specific quality-of-life outcomes following vascularized lymph node transfer. Ann Surg Oncol. 2015；22（7）：2424-30.［PMID：25515196］

8）De Brucker B, Zeltzer A, Seidenstuecker K, et al. Breast cancer-related lymphedema：quality of life after lymph node transfer. Plast Reconstr Surg. 2016；137（6）：1673-80.［PMID：27219223］

9）Akita S, Ikehara Y, Arai M, et al. Clinical and histological effects of partial blood flow impairment in vascularized lymph node transfer. J Clin Med. 2022；11（14）：4052.［PMID：35887816］

10）Dionyssiou D, Sarafis A, Tsimponis A, et al. Long-term outcomes of lymph node transfer in secondary lymphedema and its correlation with flap characteristics. Cancers（Basel）. 2021；13（24）：6198.［PMID：34944817］

CQ19

続発性リンパ浮腫に対して脂肪吸引術を行った場合，行わなかった場合と比べてリンパ浮腫は改善するか？

推奨

国際リンパ学会の病期分類（ISL）Ⅱ／Ⅲ期の重症リンパ浮腫に対する脂肪吸引術の有効性に関する研究結果はおおむね一致しているが，ほとんどが症例集積研究で質の高いエビデンスは認められない。複合的治療に難治性の重症例に対しては考慮の余地があるが，施術はスキルを十分に習得した術者が行い，その適応は慎重に検討されるべきである。　　　　　　　　　　　　　　　　　　　　　　　　**グレードC2**

背景・目的

　リンパ浮腫に対する外科的治療の一つとして脂肪吸引術があるが，論文報告は海外における限られた施設の症例集積研究が多く，標準的な治療選択肢としての地位が確立されているとはいえない。本CQでは，近年の動向や長期成績から脂肪吸引術の有効性を検証した。

解　説

　脂肪吸引術は，圧痕を示さない重症リンパ浮腫に対して行われる外科的治療である。初期のプロトコールはBrorsonらの治療チームによって1990年代から考案，改良され，「腫大の原因はリンパ液貯留のみならず蓄積した脂肪組織とときに線維化に起因するものであり，脂肪吸引によって皮下組織のリンパ輸送能が悪化することはない」とその安全性や有効性が報告された[1)2)]。Boyagesらは，一側性で圧痕がなく，ISL Ⅱ／Ⅲ期のリンパ浮腫で，体積の左右差が25％以上あり，これまで複合的治療が無効であった21人（15上肢，6下肢）を対象に，脂肪吸引術と術中術後の弾性着衣による圧迫療法を併用し，少なくとも術後3カ月の経過観察を行った[3)]。治療効果は，術前後の患肢体積，bioimpedance spectroscopy（BIS）と心身機能評価を術前と術後4週，3，6，9，12カ月の計6回の測定により比較評価した。平均体積減少率は89.6％，BIS（L-Dexを使用。カットオフ値は10）の平均値は術前46.9から12カ月目に39.0に減少，痛み，不安，重さ，満足度などの機能評価は上肢における不安と下肢における痛み以外は有意に改善され，選別された重症例に対する有効性を報告した。Carlらは，四肢リンパ浮腫に対する外科的治療についてquality assessmentを満たした論文39編を対象にシステマティックレビューを行った[4)]。そのなかで，脂肪吸引については4編が引用され，105人（99上肢，6下肢）の重症リンパ浮腫（重症度の記載があった2編では全例ISL Ⅱ／Ⅲ期であった）が対象となっている。いずれの論文でも術後合併症はなく，脂肪吸引術後の弾性着衣による圧迫療法が実施され，良好な減量効果が得られていた。そのほか，Leungらも，乳癌術後のリンパ浮腫に対する外科的治療のレビューのなかで，脂肪吸引術は患肢の減量とともに蜂窩織炎の頻度も改善できる方法として評価しているが，同時に術後も生涯続く圧迫療法が最大の課題であるとも指摘している[5)]。Hoffnerらは，乳癌術後の続発性リンパ浮腫

患者60人に対して脂肪吸引術後1年の治療効果をSF-36によるQOLの観点から検証した[6]。平均吸引脂肪量は1,373±56 mLで，術後1カ月目には精神的なスコアの改善が，3カ月目には身体機能の改善がみられ，1年後には社会生活面での機能が向上した。身体要因のスコアは3カ月目以降改善していったのに対し，心理要因のスコアは3カ月と1年の時点で改善した。国内の健常人と比較すると，身体要因のスコアのみがベースラインを下回っており，総じて心身両面のQOLを改善したと結論付けた。さらに近年，脂肪吸引と他の外科的治療との併用についても報告されているが，やはり小規模の症例集積研究にとどまっている。Karlssonらは1993〜2020年に原発性リンパ浮腫63人，続発性リンパ浮腫61人の下肢リンパ浮腫患者に脂肪吸引と圧迫療法を行い，術前から術後の浮腫の治療効果を2年間フォローしたところ，体積，感染頻度で有意に改善がみられている[7]。

　このように，リンパ浮腫に対する脂肪吸引術はある程度の有効性が示されてはいるものの，いずれも症例数が少ない症例集積研究で，症例対照研究以上の報告がみられず，今後もランダム化比較試験など質の高い研究報告が待たれるところである。したがって，現時点において脂肪吸引術は，従来の複合的治療だけでは奏効しない重症例で，患者の希望が強く，インフォームド・コンセントが十分に得られた場合にのみ治療選択肢となり得る。

検索式・参考にした二次資料

　文献の検索は，下記1）2）の手順で行った。

1）本ガイドライン2018年版の内容に加え，原則として新たに2017年以降2023年6月までのデータをPubMedで検索した。検索語は，「lymphedema AND liposuction」とした。該当した110編のうち，以下の基準に当てはまる論文を抽出した。

［適格基準］

　①リンパ浮腫患者に対する外科的治療に関する原著論文，臨床試験，メタアナリシス，ランダム化比較試験，システマティックレビュー

　②Primary endpointが治療効果，身体的苦痛，精神的苦痛，QOL，あるいは実態調査

［除外基準］

　①対象が小児に限定されているもの

　②Primary endpointが非臨床的指標のもの（サイトカイン，栄養学的指標，免疫学的指標など）

　③対象が終末期患者（例えば，生命予後が6カ月以下など）に限定されているもの

　④Full-length paperのある同一著者による短報

2）二次資料として，Cochrane Library，UpToDate，Clinical Evidence，ガイドライン，レビュー，コンセンサス論文を参照した。

　以上の手順で，本CQに関係する文献7編を得た。

文 献

1）Brorson H, Svensson H, Norrgren K, et al. Liposuction reduces arm lymphedema without significantly altering the already impaired lymph transport. Lymphology. 1998；31（4）：156-72.［PMID：9949387］

2）Brorson H. Liposuction in lymphedema treatment. J Reconstr Microsurg. 2016；32（1）：56-65.［PMID：

25893630]

3) Boyages J, Kastanias K, Koelmeyer LA, et al. Liposuction for advanced lymphedema：a multidisciplinary approach for complete reduction of arm and leg swelling. Ann Surg Oncol. 2015；22 Suppl 3：S1263-70.［PMID：26122375］

4) Carl HM, Walia G, Bello R, et al. Systematic review of the surgical treatment of extremity lymphedema. J Reconstr Microsurg. 2017；33（6）：412-25.［PMID：28235214］

5) Leung N, Furniss D, Giele H. Modern surgical management of breast cancer therapy related upper limb and breast lymphoedema. Maturitas. 2015；80（4）：384-90.［PMID：25747119］

6) Hoffner M, Bagheri S, Hansson E, et al. SF-36 shows increased quality of life following complete reduction of postmastectomy lymphedema with liposuction. Lymphat Res Biol. 2017；15（1）：87-98.［PMID：28135120］

7) Karlsson T, Hoffner M, Brorson H. Liposuction and controlled compression therapy reduce the erysipelas incidence in primary and secondary lymphedema. Plast Reconstr Surg Glob Open. 2022；10（5）：e4314.［PMID：35539287］

CQ20

続発性リンパ浮腫に対して漢方薬を使用した場合，使用しなかった場合と比べてリンパ浮腫は軽減するか？

推奨

続発性リンパ浮腫に対する漢方薬治療（柴苓湯，五苓散など）は，エビデンスが十分でなく，推奨できない。複合的治療の効果が不十分で治療に難渋するリンパ浮腫に限り，それと併用して補定的に漢方薬治療を行うことは考慮される。　**グレードC2**

背景・目的

　リンパ浮腫に対する治療は非薬物的な複合的治療が一般的であるが，その効果は必ずしも十分ではなく，治療に難渋する場合もしばしばある。利水作用のある漢方薬治療について，リンパ浮腫に対する有効性を示した報告が数多くあり，これら漢方薬治療がリンパ浮腫に対して有効であるかどうかを検討した。柴苓湯その他の漢方が四肢のリンパ浮腫に有効であるとして，臨床現場では使用されている。しかし，依然，その機序や効果については不明な点が多い。

解　説

　水滞・浮腫に対して効果が認められる漢方はいくつかあり，フロセミドなどの利尿薬と比べて，間質の水分の除去に有効とされ，より生理的な作用を示すとされる。

　柴苓湯は利水作用をもつ漢方の一つで，同時に消炎作用をもち，蜂窩織炎を伴う場合や，術後の浮腫の減少に対して有効性を示した論文がいくつかある。続発性リンパ浮腫に対する有効性については非常に小規模な症例集積が散見される。Nagaiらは放射線療法に続発するリンパ浮腫に対する柴苓湯の効果を後ろ向きに検討した[1]。多施設で症例を集積し，頭頸部癌2人，乳癌2人，木村氏病（軟部好酸球肉芽腫）1人の5人のみの報告であるが，乳癌を含む2人の癌患者で著明な浮腫の改善がみられたとした。五苓散も種々の病因による浮腫に対して有効とされる。Komiyamaらは，子宮体癌，子宮頸癌術後のリンパ浮腫患者21人に対して五苓散ベースの漢方治療（五苓散に反応しなかった場合は，柴苓湯または牛車腎気丸を併用）の有効性を検討した前向き単アーム試験の結果を報告した[2]。対象症例の全例に複合的治療が行われたうえで，五苓散または五苓散に他の漢方薬を併用し，その効果を有害事象共通用語規準（CTCAE v4.0に準拠して評価した。五苓散治療群では9人中7人（78%）で有効であり，五苓散に柴苓湯または牛車腎気丸を併用した群では12人中11人（92%）で有効，治療関連有害事象はGrade1の味覚異常を認めたのみであった。

　また，Kurodaらは，婦人科癌術後患者366人の検討から，下肢リンパ浮腫発症の危険因子の検討と発症の予測モデルの構築を試みたが，そのデータの中で漢方薬の投与の有無は発症に関与しなかった[3]。リンパ浮腫に対する漢方薬の治療効果をみたものではないが，予防については有効ではないと考えられた。

III

診断・治療

Yoshikawaらは，婦人科癌術後の，Ⅰ/Ⅱ期下肢リンパ浮腫患者19人に対して，標準治療である複合的治療に五苓散を加えることがリンパ浮腫軽減に有効であるかを前向きに検証した[4]。五苓散を併用した群で，体内の総水分量の減少と，リンパ浮腫に関連する症状の改善に役立ち，有害事象を認めなかったとしているが，下肢リンパ浮腫の体積減少については統計的な有意差は示されなかった。本研究は前向きのパイロットスタディで，今後ランダム化比較試験を行う価値のある結果であるとしている。

Sheikhi-Mobarakehらは，続発性リンパ浮腫に対する漢方の効果について，14のランダム化試験を含む20の文献のレビューを報告し，その有効性を示唆したが[5]，これらランダム化試験も小規模なもので，有効なメタアナリシスには至らなかった。

近年，Zhuらが，乳癌術後の上肢リンパ浮腫に対して，複合的治療に加えて五苓散またはプラセボを投与して，上乗せ効果と安全性について検証するランダム比較試験を開始しているが[6]，その結果はまだ明らかにされていない。今後はこのような臨床研究のデータを集積して評価するべきであろう。

リンパ浮腫に対する漢方薬の効果についての論文は多数みられるが，基礎的研究，症例集積がほとんどである。また，これらの多くは他の治療が併用されており，漢方薬の有効性を直接的に証明していないものが多数を占めている。ランダム化比較試験も行われてきているが，すべて小規模な試験であり，漢方の有効性を科学的に証明できていない。

また，リンパ浮腫と静脈性浮腫や廃用性浮腫との病態の違いから，単に利水効果を求めることは合理的とは言い難いこと，偽アルドステロン症や間質性肺炎等の有害事象も低頻度ながら起こり得ることに注意が必要である。以上より，リンパ浮腫に対する漢方の効果は十分に立証されていないため，まずは複合的治療が優先される。わが国ではリンパ浮腫に対してこれらの漢方薬を実臨床で使用することがしばしばあるが，複合的治療の効果が不十分な場合に限り，複合的治療に加えて使用することが考慮される。ただし，薬剤選択においては，漢方の専門的知識のある医療者と連携し，効果および有害事象に注意する必要がある。

検索式・参考にした二次資料

文献の検索は，下記1）2）の手順で行った。

1）本ガイドライン2018年版の内容に加え，原則として新たに2017年以降2023年6月までのデータをPubMedおよび医学中央雑誌で検索した。検索語は，「lymphedema AND kampo」「lymphedema AND herbal medicine」「lymphedema AND traditional chinese medicine」「lymphedema AND saireito」「lymphedema AND goreisan」「lymphedema AND wuling san」「lymphedema AND chai-Ling-tang」とした。該当した論文から，以下の基準に当てはまる論文を抽出した。

[適格基準]

①リンパ浮腫患者における診断・治療に関する原著論文，臨床試験，メタアナリシス，ランダム化比較試験

②Primary endpointがQOL，身体的苦痛，精神的苦痛，生活への影響，または生命予後

のもの，あるいは実態調査

［除外基準］

①対象が小児に限定されているもの

②Primary endpointが非臨床的指標のもの（サイトカイン，栄養学的指標，免疫学的指標など）

③対象が終末期患者（例えば，生命予後が6カ月以内）に限定されているもの

④Full-length paperのある同一著者による短報

2）二次資料として，Cochrane Library，Up To Date，Clinical Evidence，ガイドライン，レビュー論文を参照した。

以上の手順で，本CQに関係する文献6編を得た。

文　献

1）Nagai A, Shibamoto Y, Ogawa K. Therapeutic effects of saireito（chai-ling-tang）, a traditional Japanese herbal medicine, on lymphedema caused by radiotherapy：a case series study. Evid Based Complement Alternat Med. 2013；2013：241629.［PMID：23861700］

2）Komiyama S, Takeya C, Takahashi R, et al. Feasibility study on the effectiveness of Goreisan-based Kampo therapy for lower abdominal lymphedema after retroperitoneal lymphadenectomy via extraperitoneal approach. J Obstet Gynaecol Res. 2015；41（9）：1449-56.［PMID：26013736］

3）Kuroda K, Yamamoto Y, Yanagisawa M, et al. Risk factors and a prediction model for lower limb lymphedema following lymphadenectomy in gynecologic cancer：a hospital-based retrospective cohort study. BMC Womens Health. 2017；17（1）：50.［PMID：28743274］

4）Yoshikawa N, Kajiyama H, Otsuka N, et al. The therapeutic effects of goreisan, a traditional Japanese herbal medicine, on lower-limb lymphedema after lymphadenectomy in gynecologic malignancies：a case series study. Evid Based Complement Alternat Med. 2020；2020：6298293.［PMID：32382298］

5）Sheikhi-Mobarakeh Z, Yarmohammadi H, Mokhatri-Hesari P, et al. Herbs as old potential treatments for lymphedema management：a systematic review. Complement Ther Med. 2020；55：102615.［PMID：33221590］

6）Zhu H, Peng Z, Dai M, et al. Efficacy and safety of Wuling San for treatment of breast-cancer-related upper extremity lymphoedema：study protocol for a pilot trial. BMJ Open. 2016；6（12）：e012515.［PMID：27986736］

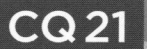

CQ 21

続発性リンパ浮腫に対して漢方以外の薬物を使用した場合，使用しなかった場合と比べてリンパ浮腫は軽減するか？

リンパ浮腫に対する漢方以外の薬物療法の効果を示す明確なエビデンスはない。

- クマリンなどベンゾピロン類は，重篤な副作用の報告があるため，行わないことを強く推奨する。　　　　　　　　　　　　　　　　　　　　　グレードD
- 利尿薬の有用性を示唆するエビデンスはなく，行わないことを強く推奨する。
　　　　　　　　　　　　　　　　　　　　　　　　　　　　　　　　グレードD

背景・目的

　リンパ浮腫に対する漢方以外の薬物療法に関しては，臨床的ニーズは高いものの，十分なエビデンスをもつものは少ない。薬物療法として古くからクマリンとその誘導体を含むベンゾピロン類の投与による臨床試験の結果が報告されてきたが，肝障害が明らかとなったため，臨床的に用いられることはない。

　クマリン以外の薬物では，利尿薬の投与が臨床の現場ではしばしば試みられることがあるもののエビデンスはない。その他の期待のもてる薬剤としてセレン化合物が挙げられているが，十分なエビデンスはない。

　本CQでは，高い臨床的ニーズを鑑み，これらのリンパ浮腫に対する漢方以外の薬物療法の妥当性について検証した。

解説

　クマリンなどの経口薬であるベンゾピロン類は，リンパ輸送経路を活性化しながら組織蛋白質を加水分解して，その吸収を促進すると推察されている。わが国では，メリロートエキス（エスベリベン®，タカベンス®）が使用されてきた。これら薬剤のリンパ浮腫に対する効果については，過去に多くの報告がなされている。1993年にCasley-Smithらは，乳癌術後のリンパ浮腫患者63人に対し，クマリン投与群とプラセボ群にランダムに割り付けし，患肢体積の変化を比較した。6カ月後にクマリン群とプラセボ群をクロスオーバーした結果，プラセボ投与の時期にリンパ浮腫が悪化したことが示され，それは特に上肢症例に顕著であった。クマリンは上肢体積を46％減少させ，下肢では25％減少させた[1]。一方，1999年にLoprinziらは，乳癌術後リンパ浮腫患者140人に対し，Casley-Smithらと同様に，クマリンとプラセボのランダム化クロスオーバー試験を行った。その結果，6カ月後に，患肢体積がプラセボ群で21 mL，クマリン群で58 mL増加した（$p=0.80$）。さらに，質問表の回答も2群間で差はなく，6カ月後の治療効果はクマリン群で15％，プラセボ群で10％であったため，乳癌術後リンパ浮腫に対してクマリンは有効でないと結論付けられた。また，クマリンによる肝毒性の影響は6％と，過去の報告（1％以下）より多くみられた[2]。2009年のコクランレ

ビューでは，これらの研究を含む15のトライアルのシステマティックレビューが行われ，クマリンは複数のランダム化比較試験によってリンパ浮腫に対する効果の有効性が示されているが，一方で無効である結果も報告されており，有効であると結論付けるのに不十分とされた[3]。また，レビューされたランダム化試験も質の低いものが多いため，定量的なメタアナリシスが行われるに至らなかった。

クマリンは薬物療法の中では最も有効性を示唆する報告がなされているが，効果発現までに時間を要し，また長期服用により肝障害が問題となる。そのため米国では使用が禁止され，わが国でも現在は製造中止になっている。しかし，肝障害については，特定の患者においてのみ認められる可能性も指摘されており[4]，クマリンの有効性を活かせる患者を選択するという新しいアプローチは今後の検討課題である。

利尿薬は，浮腫全般に使用されることがあり，リンパ浮腫に対しても臨床の現場で使用されている。しかし，利尿薬のリンパ浮腫に対する有用性に関するエビデンスはない。リンパ浮腫は病態的に静脈性浮腫や廃用性浮腫と異なり，間質液中に蛋白質が含まれることから，利尿薬によって体内水分だけを減少させることは合理的ではなく，長期使用によって電解質異常や血圧低下を引き起こし，間質液の蛋白濃度の上昇を招く可能性もあるため注意が必要である。慢性化したリンパ浮腫のなかには，廃用性あるいは静脈性の浮腫が混在していることも少なくないことから，確実な病態の把握のもとに補助的な使用が有用である可能性はあるが，複合的治療に代わるものでないことを理解すべきである。

Paskettらは，癌治療に続発するリンパ浮腫に対する薬物療法の有効性のレビューのなかで，唯一セレン化合物のみ検討できるエビデンスがあるとしている[5]。セレン化合物は体内に微量必要な元素であるが，生体への特殊な作用からリンパ浮腫の軽減効果についていくつかの臨床報告がある。Zimmermannらは，20人の口腔内癌患者に対してセレニウムとプラセボを用いた二重盲検ランダム化比較試験を行い，術後1週間の時点でセレニウム投与群ではプラセボ群と比べて平均6%の浮腫の軽減をみた（$p=0.009$）ことを報告した[6]。Kasserollerらは，乳癌術後の続発性上肢リンパ浮腫患者179人に対して同様のランダム化比較試験を行い，3カ月の経過観察で，セレニウム投与群でリンパ浮腫が有意に減少し（$p<0.01$），蜂窩織炎の頻度も減少したと報告した[7]。ただし，長期の成績や有害事象，至適な投与期間は明確でなく，大規模な臨床試験の結果が待たれる[8][9]。

感染・炎症を伴うリンパ浮腫に対して抗菌薬や消炎作用のある薬剤を使用することは考慮して良いが，リンパ浮腫に対する直接効果を期待するものではない。抗炎症作用を期待して細胞療法を行うことも検討されているが[10]，今後さらなる検討が必要である。

以上，リンパ浮腫に対する漢方以外の薬物療法については最もデータが多いクマリンなどのベンゾピロン類が使用できない現在，推奨できる薬剤はない。

検索式・参考にした二次資料

文献の検索は，下記1）2）の手順で行った。

1）本ガイドライン2018年版の内容に加え，原則として新たに2017年以降2023年3月までのデータをPubMedで検索した。検索語は，「Lymphedema AND Medicine」「Lymphedema AND Pharmacotherapy OR drug treatment」「Lymphedema AND diuretics」とした。該

当した52論文のうち，以下の基準に当てはまる2論文を抽出した。

［適格基準］

①リンパ浮腫患者における漢方以外の薬物療法に関する原著論文，臨床試験，メタアナリシス，ランダム化比較試験

②Primary endpointがQOL，身体的苦痛，精神的苦痛，生活への影響，あるいは実態調査

［除外基準］

①対象が小児に限定されているもの

②Primary endpointが非臨床的指標のもの（サイトカイン，栄養学的指標，免疫学的指標など）

③対象が終末期患者（例えば，生命予後が6カ月以下など）に限定されているもの

④Full-length paperのある同一著者による短報

2）二次資料として，Cochrane Library，UpToDate，Clinical Evidence，ガイドライン，レビュー，コンセンサス論文を参照した。

以上の手順で，本CQに関係する文献10編を得た。

文　献

1 ） Casley-Smith JR, Morgan RG, Piller NB. Treatment of lymphedema of the arms and legs with 5,6-ben-zo-[alpha]-pyrone. N Engl J Med. 1993；329（16）：1158-63.［PMID：8377779］

2 ） Loprinzi CL, Kugler JW, Sloan JA, et al. Lack of effect of coumarin in women with lymphedema after treatment for breast cancer. N Engl J Med. 1999；340（5）：346-50.［PMID：9929524］

3 ） Badger C, Preston N, Seers K, et al. Benzo-pyrones for reducing and controlling lymphoedema of the limbs. Cochrane Database Syst Rev. 2004；2004（2）：CD003140.［PMID：15106192］

4 ） Pitaro M, Croce N, Gallo V, et al. Coumarin-induced hepatotoxicity：a narrative review. Molecules. 2022；27（24）：9063.［PMID：36558195］

5 ） Paskett ED, Dean JA, Oliveri JM, et al. Cancer-related lymphedema risk factors, diagnosis, treatment, and impact：a review. J Clin Oncol. 2012；30（30）：3726-33.［PMID：23008299］

6 ） Zimmermann T, Leonhardt H, Kersting S, et al. Reduction of postoperative lymphedema after oral tu-mor surgery with sodium selenite. Biol Trace Elem Res. 2005；106（3）：193-203.［PMID：16141467］

7 ） Kasseroller RG, Schrauzer GN. Treatment of secondary lymphedema of the arm with physical decon-gestive therapy and sodium selenite：a review. Am J Ther. 2000；7（4）：273-9.［PMID：11486162］

8 ） Micke O, Bruns F, Mücke R, et al. Selenium in the treatment of radiation-associated secondary lymph-edema. Int J Radiat Oncol Biol Phys. 2003；56（1）：40-9.［PMID：12694822］

9 ） Pfister C, Dawzcynski H, Schingale FJ. Sodium selenite and cancer related lymphedema：Biological and pharmacological effects. J Trace Elem Med Biol. 2016；37：111-6.［PMID：27267968］

10） Ogino R, Yokooji T, Hayashida M, et al. Emerging anti-inflammatory pharmacotherapy and cell-based therapy for lymphedema. Int J Mol Sci. 2022；23（14）：7614.［PMID：35886961］

原発性（一次性）リンパ浮腫に対して，複合的治療を行った場合，行わなかった場合と比べてリンパ浮腫は軽減するか？

推奨

原発性リンパ浮腫は疾患の特徴から症例数も少なく，質の高い論文はないが，複合的治療が有効である科学的根拠があり，実践するように推奨する。

グレードB

背景・目的

　原発性リンパ浮腫は，循環システムの一つであるリンパ管の先天的低形成・無形成や機能不全により発症し，発症時期により先天性（出生～1年以内）と早発性（35歳未満），晩発性（35歳以上）の3型に分類される。標準的な治療方針は続発性（二次性）リンパ浮腫に対する選択肢と同様であると考えられる。本CQでは，原発性リンパ浮腫の治療アルゴリズムに関する近年の動向を検証した。

解 説

　本質的な原因はなお不明であるが，家族性に発症した場合はいくつかの遺伝子変異が指摘されている[1]。20歳未満の原発性リンパ浮腫の頻度は10万人に1.15人の割合で，新生児6,000人に1人の割合で発症しており，男女比はおよそ1：3である[2]。続発性に比べて頻度が圧倒的に少ないことから原発性リンパ浮腫に関する報告は非常に少なく，治療に関するランダム化比較試験はほとんど存在しない。Schookらの報告によると，発症年齢は49.2%が乳児期，9.5%が幼児期，41.3%が思春期で，男子の68%が幼少時に発症しているのに対して，女子の発症は55.3%が思春期であった[2]。病変部位は四肢が81.9%（うち下肢が91.7%）で，全体の11%が家族性か症候群性であった。治療法は，弾性着衣単独が75.4%，弾性着衣に間欠的空気圧ポンプを併用した症例が19.6%で，外科療法が行われたのは全体の13.0%であった。圧迫と運動との併用によって初めて治療効果は向上した。全体の57.9%で病状の進行はみられたものの，ほとんどの症例は弾性着衣の装着によって病状を良好にコントロールすることができた。Leeらは，原発性リンパ浮腫も続発性リンパ浮腫と同様に複合的治療，特に圧迫療法と用手的リンパドレナージにより管理するのが効果的であり，保存的介入の効果が乏しいときには外科的介入（再建術や減量術）も考慮すべきであるとしている[3]。しかしながら，術後も複合的治療の併用は有効であり，長期的には複合的治療，特に圧迫療法のコンプライアンスが治療成績を左右すると総括している。

　外科的治療については，Onodaらは33人の原発性リンパ浮腫患者のうち，リンパ管静脈吻合術（lymphatic-venous anatomosis；LVA）を実施した19人と複合的治療のみを行った12人の治療成績を比較している[4]。LVAを受けた19人中2人が経過良好であったのに対し，複合的治療のみで3カ月以上経過観察した患者では10人が良好かやや良好であった。

Damstraらは，2006〜2014年に原発性下肢リンパ浮腫患者28人に手術療法として脂肪吸引や切除を行い，術前から術後の浮腫の治療効果を5年間フォローしたところ，改善効果がみられた[5]。Chengらは，原発性リンパ浮腫患者19人に対する外科治療〔血管柄付きリンパ節移植術（vascularized lymph node transfer；VLNT）もしくはLVA〕を行い，ともに有意に治療効果（$p < 0.05$）がみられたと報告している[6]。また，フランスのガイドライン（Primary lymphedema French National Diagnosis and Care Protocol）[7]では，原発性リンパ浮腫患者には圧迫療法や運動療法などを含む複合的治療を推奨している。

よって，原発性リンパ浮腫は，疾患の特徴から症例数も少なく，質の高い論文はないが，複合的治療が有効である科学的根拠があり，実践するように推奨する。

検索式・参考にした二次資料

文献の検索は，下記1）2）の手順で行った。

1）本ガイドライン2018年版の内容に加え，原則として新たに2017年以降2023年6月までのデータをPubMedで検索した。検索語は「"Primary Lymphedema" AND treatment NOT "case report"」とした。該当した56編のうち，以下の基準に当てはまる論文を抽出した。

［適格基準］

①原発性リンパ浮腫に関する原著論文，各種臨床試験，メタアナリシス，ランダム化比較試験，システマティックレビュー

②Primary endpointが治療効果，身体的苦痛，精神的苦痛，QOL，あるいは実態調査

［除外基準］

①対象が小児に限定されているもの

②Primary endpointが非臨床的指標や発症予防のもの

③対象が終末期患者（例えば，生命予後が6カ月以下など）に限定されているもの

④Full-length paperのある同一著者による短報

2）二次資料として，Cochrane Library，UpToDate，Clinical Evidence，ガイドライン，レビュー，コンセンサス論文を参照した。

以上の手順で，本CQに関係する文献7編を得た。

文　献

1）Lee BB, Villavicencio JL. Primary lymphoedema and lymphatic malformation：are they the two sides of the same coin? Eur J Vasc Endovasc Surg. 2010；39（5）：646-53.［PMID：20176496］

2）Schook CC, Mulliken JB, Fishman SJ, et al. Primary lymphedema：clinical features and management in 138 pediatric patients. Plast Reconstr Surg. 2011；127（6）：2419-31.［PMID：21617474］

3）Lee BB, Andrade M, Antignani PL, et al；International Union of Phlebology. Diagnosis and treatment of primary lymphedema. Consensus document of the International Union of Phlebology（IUP）-2013. Int Angiol. 2013；32（6）：541-74.［PMID：24212289］

4）Onoda S, Yamada K, Matsumoto K, et al. A detailed examination of the characteristics and treatment in a series of 33 idiopathic lymphedema patients. J Reconstr Microsurg. 2017；33（1）：19-25.［PMID：27542110］

5）Damstra RJ, Dickinson-Blok JL, Voesten HG. Shaving technique and compression therapy for elephantiasis nostras verrucosa（lymphostatic verrucosis）of forefeet and toes in end-stage primary lymphedema：a 5 year follow-up study in 28 patients and a review of the literature. J Clin Med. 2020；9（10）：3139.［PMID：32998425］

6) Cheng MH, Loh CYY, Lin CY. Outcomes of vascularized lymph node transfer and lymphovenous anastomosis for treatment of primary lymphedema. Plast Reconstr Surg Glob Open. 2018 ; 6 (12) : e2056. [PMID : 30656125]

7) Vignes S, Albuisson J, Champion L, et al ; French national referral center for primary lymphedema. Primary lymphedema French national diagnosis and care protocol (PNDS ; Protocole National de Diagnostic et de Soins) . Orphanet J Rare Dis. 2021 ; 16 (1) : 18. [PMID : 33407666]

鍼灸治療を行った場合，行わなかった場合と比べてリンパ浮腫は軽減するか？

推奨

リンパ浮腫に対する鍼灸治療はその効果に一貫した根拠がないのみでなく，血腫などの合併症を伴うことがあるため，患肢への鍼灸治療は勧められない。　**グレードD**

背景・目的

　一般的に，リンパ浮腫の患者の皮膚は損傷を避けるべきである。鍼灸治療は皮膚を穿刺あるいは軽い熱傷を与える治療であり，リンパ浮腫患者への影響（メリット，デメリット）に関して，今まで日本では科学的な調査が行われていない。今回，英文の文献検索を通して，世界的にどのように評価されているかを調査する。

解　説

　"Acupuncture and Lymphedema"，"Moxibustion and Lymphedema"で検索すると，多くは鍼治療関連の文献であり，灸に関する文献は少ない。いずれの報告も中国からのものがほとんどで，メタアナリシスの引用文献が中国語の文献であったり，質の低い論文がほとんどである[1]~[3]。また，methodに鍼治療の経穴の位置が記載されていても我々には理解できないというジレンマがある。そのような報告のなかで，リンパ浮腫に効果があるという報告と効果がないという報告がみられたが，安全性に関しては重大な問題はないとの中国からの報告がほとんどであった。

　Chienらは，乳癌関連リンパ浮腫患者に対する鍼治療の効果についてランダム化比較試験のシステマティックレビューを行った[4]。132の論文から6編が抽出され，鍼治療は安全であり，症状を軽減する傾向はあるが，上肢周径の減少はみられなかったと報告している。

　Memorial Sloan Kettering Cancer CenterのBaoらは，中等度のリンパ浮腫が6カ月以上続いている乳癌患者に鍼治療を週2回6週間以上施行した群（鍼治療群）と対照群に分けて，周径とbioimpedanceを測定し，健側の周径と比較し，患側の周径が30%以上減少したものをリスポンダーと判断した[5]。82%の患者は研究期間中も通常のリンパ浮腫治療を受けている。鍼治療群36人では対照群37人より0.38cmの縮小効果があったが有意差はなかった。Bioimpedanceも鍼治療群で1.06縮小効果が多くみられたが有意差はなかった。リスポンダーも鍼治療群で17%，対照群で11%と有意差はなかった。副作用として，傷が58%，血腫が2.6%，痛みが2.6%，皮膚感染が1.3%出現しているが，重度の副作用はなかったと報告している。

　現状では，鍼灸治療がリンパ浮腫の治療として効果があるという科学的根拠はなく，勧められない。灸についても科学的根拠を示す論文がなく，勧められない。

検索式・参考にした二次資料

文献の検索は，下記1）2）の手順で行った。

1）2017年1月から2023年5月までに出版された英語の論文をPubMedで検索した。検索語は，「lymphedema AND Acupuncture」「lymphedema AND Moxibustion」とした。該当した各々31編のうち，以下の基準に当てはまる論文を抽出した。

［適格基準］

　①リンパ浮腫患者と鍼灸に関する原著論文，臨床試験，メタアナリシス，ランダム化比較試験

　②Primary endpointがリンパ浮腫に対する効果，QOL，身体的苦痛，精神的苦痛，生活への影響，または生命予後のもの，あるいは実態調査

［除外基準］

　①対象が小児に限定されているもの

　②Primary endpointが非臨床的指標のもの（サイトカイン，栄養学的指標，免疫学的指標など）

　③対象が終末期患者（例えば，生命予後が6カ月以下など）に限定されているもの

　④Full-length paperのある同一著者による短報

2）二次資料として，Cochrane Library，UpToDate，Clinical Evidenceを参照した。

以上の手順で，本CQに関係する文献5編を得た。

文　献

1）Wang S, Zhang F, Tang H, et al. The efficacy and safety of acupuncture and moxibustion for breast cancer lymphedema：a systematic review and network meta-analysis. Gland Surg. 2023；12（2）：215-24.［PMID：36915814］

2）Wang C, Yang M, Fan Y, et al. Moxibustion as a therapy for breast cancer-related lymphedema in female adults：a preliminary randomized controlled trial. Integr Cancer Ther. 2019；18：1534735419866919.［PMID：31422715］

3）Jin H, Xiang Y, Feng Y, et al. Effectiveness and safety of acupuncture moxibustion therapy used in breast cancer-related lymphedema：a systematic review and meta-analysis. Evid Based Complement Alternat Med. 2020；2020：3237451.［PMID：32454855］

4）Chien TJ, Liu CY, Fang CJ. The effect of acupuncture in breast cancer-related lymphoedema（BCRL）：a systematic review and meta-analysis. Integr Cancer Ther. 2019；18：1534735419866910.［PMID：31387468］

5）Bao T, Iris Zhi W, Vertosick EA, et al. Acupuncture for breast cancer-related lymphedema：a randomized controlled trial. Breast Cancer Res Treat. 2018；170（1）：77-87.［PMID：29520533］

リンパ浮腫診療ガイドラインの外部評価

本ガイドライン作成過程の妥当性，および診療への適応の可能性に関して，外部評価を行った。

外部評価委員は，本ガイドライン作成後に組織され，ガイドライン作成に直接かかわっていない，リンパ浮腫を生じ得る疾患領域の専門医，看護師，作業療法士，理学療法士と，患者会の代表（非医療者）を含む計8名によって構成された（表1）。

表1 リンパ浮腫診療ガイドライン外部評価委員会

名前（敬称略・順不同）	所属機関名	科・職名
小林　範子（医師）	北海道大学病院	婦人科講師
田沼　明（医師）	順天堂大学医学部附属静岡病院	リハビリテーション科准教授
金井　良晃（医師）	TMG あさか医療センター	副院長・緩和ケアセンター長
塗　隆志（医師）	大阪医科薬科大学	形成外科准教授
渡邊　知映（看護師）	昭和大学	保健医療学部教授
髙島　千敬（作業療法士）	広島都市学園大学	健康科学部准教授
高倉　保幸（理学療法士）	埼玉医科大学	保健医療学部教授
内田　絵子（患者）	NPO 法人「ブーゲンビリア」	総轄理事長

評価は国際的に汎用されている Appraisal of Guidelines for Research and Evaluation Ⅱ（AGREE Ⅱ）[1]を用いて行われ，AGREE Ⅱ の結果を集計，考察した。AGREE Ⅱ の調査票を示す（表2）。

表2 AGREE Ⅱ の調査票

対象と目的

1	ガイドライン全体の目的が具体的に記載されている。
2	ガイドラインが取り扱う健康上の問題が具体的に記載されている。
3	ガイドラインの適用される対象集団（患者・一般市民など）が具体的に記載されている。

利害関係者の参加

4	ガイドライン作成グループには，関係する全ての専門家グループの代表者が加わっている。
5	対象集団（患者，一般市民など）の価値観や希望が調べられた。
6	ガイドラインの利用者が明確に定義されている。

作成の厳密さ

7	エビデンスを検索するために系統的な方法が用いられている。
8	エビデンスの選択基準が明確に記載されている。
9	エビデンス総体（body of evidence）の強固さと限界が明確に記載されている。
10	推奨を作成する方法が明確に記載されている。
11	推奨の作成にあたって，健康上の利益，副作用，リスクが考慮されている。
12	推奨とそれを支持するエビデンスとの対応関係が明確である。
13	ガイドラインの公表に先立って，専門家による外部評価がなされている。
14	ガイドラインの改訂手続きが示されている。

提示の明確さ	
15	推奨が具体的であり，曖昧でない。
16	患者の状態や健康上の問題に応じて，異なる選択肢が明確に示されている。
17	重要な推奨が容易に見つけられる。
適用可能性	
18	ガイドラインの適用にあたっての促進要因と阻害要因が記載されている。
19	どのように推奨を適用するかについての助言・ツールを提供している。
20	推奨の適用に対する，潜在的な資源の影響が考慮されている。
21	ガイドラインにモニタリングや監査のための基準が示されている。
編集の独立性	
22	資金提供者の見解が，ガイドラインの内容に影響していない。
23	ガイドライン作成グループメンバーの利益相反が記録され，適切な対応がなされている。
ガイドライン全体の評価	
1	このガイドラインの全体の質を評価する。
2	このガイドラインの使用を推奨する。

AGREE Ⅱによる評価

　AGREE Ⅱでは，6領域（「対象と目的」，「利害関係者の参加」，「作成の厳密さ」，「提示の明確さ」，「適用可能性」，「編集の独立性」）に関する23項目を7段階のリッカート尺度を用いて評価し，「ガイドライン全体の評価」はガイドライン全体の「質」を7段階のリッカート尺度で評価して，最後にガイドラインの使用を「推奨する」「推奨する（条件付き）」「推奨しない」で評価する。

AGREE Ⅱによる評価の結果

　8名の外部評価委員にAGREE Ⅱによる本ガイドラインの評価を求めたところ，領域ごとの平均点は，「対象と目的」6.58点，「利害関係者の参加」5.58点，「作成の厳密さ」6.81点，「提示の明確さ」6.50点，「適用可能性」5.75点，「編集の独立性」6.50点と，6領域中4領域において6.00点以上の評価が得られた（表3）。

表3　AGREE Ⅱによる評価の集計結果

評価項目	(評価者)①	②	③	④	⑤	⑥	⑦	⑧	平均点
対象と目的								項目1〜3	6.58
1	6	5	7	7	7	7	7	7	6.63
2	6	6	7	7	7	7	7	7	6.75
3	6	5	7	5	7	7	7	7	6.38
利害関係者の参加								項目4〜6	5.58
4	5	4	7	4	6	7	7	7	5.88
5	5	4	3	6	2	4	6	7	4.63
6	6	5	5	7	7	6	7	7	6.25
作成の厳密さ								項目7〜14	6.81
7	7	7	7	7	7	7	7	7	7.00
8	7	7	7	7	7	7	7	7	7.00

9	7	5	7	7	7	7	7	7	6.75
10	6	7	7	7	7	7	7	7	6.88
11	6	6	7	6	7	7	6	7	6.50
12	7	7	5	7	5	7	7	7	6.50
13	7	7	7	7	7	7	7	7	7.00
14	7	7	6	7	7	7	7	7	6.88
提示の明確さ							項目15〜17		6.50
15	7	7	7	7	6	7	7	7	6.88
16	6	4	5	7	5	5	7	7	5.75
17	7	7	7	7	6	7	7	7	6.88
適用可能性							項目18〜21		5.75
18	6	5	4	6	4	5	7	7	5.50
19	6	5	7	6	5	7	7	7	6.25
20	5	6	7	6	3	5	7	7	5.75
21	7	4	6	6	2	5	7	7	5.50
編集の独立性							項目22, 23		6.50
22	7	7	7	7	7	5	7	7	6.75
23	7	7	6	7	7	2	7	7	6.25
ガイドライン全体の評価									
1	6	6	6	7	6	7	7	7	6.50
2	推奨する	推奨する	推奨する	推奨する	推奨する	推奨する	推奨する	推奨する	

　特に項目1：「ガイドライン全体の目的が具体的に記載されている。」，項目2：「ガイドラインが取り扱う健康上の問題が具体的に記載されている。」，項目7：「エビデンスを検索するために系統的な方法が用いられている。」，項目8：「エビデンスの選択基準が明確に記載されている。」，項目9：「エビデンス総体の強固さと限界が明確に記載されている。」，項目10：「推奨を作成する方法が明確に記載されている。」，項目11：「推奨の作成にあたって，健康上の利益，副作用，リスクが考慮されている。」，項目12：「推奨とそれを支持するエビデンスとの対応関係が明確である。」，項目13：「ガイドラインの公表に先立って，専門家による外部評価がなされている。」，項目14：「ガイドラインの改訂手続きが示されている。」，項目15：「推奨が具体的であり，曖昧でない。」，項目17：「重要な推奨が容易に見つけられる。」，項目22：「資金提供者の見解が，ガイドラインの内容に影響していない。」については平均が6.50点以上と評価が高かった（図1）。一方，項目5：「対象集団（患者，一般市民など）の価値観や希望が調べられた。」については平均が4.63点と比較的に評価が低かった。

　「ガイドライン全体の評価」については，項目1：「このガイドラインの全体の質を評価する。」という項目については平均が6.50点であり，項目2：「このガイドラインの使用を推奨する。」という項目については8名中8名が「推奨する」と回答し，「推奨しない」と回答した評価者はいなかった。

考　察

　AGREE Ⅱを用いて本ガイドラインの外部評価を行った結果，領域「対象と目的」，領域「作成の厳密さ」，領域「提示の明確さ」については高く評価されたと考える。一方，領域「利害関係者の参

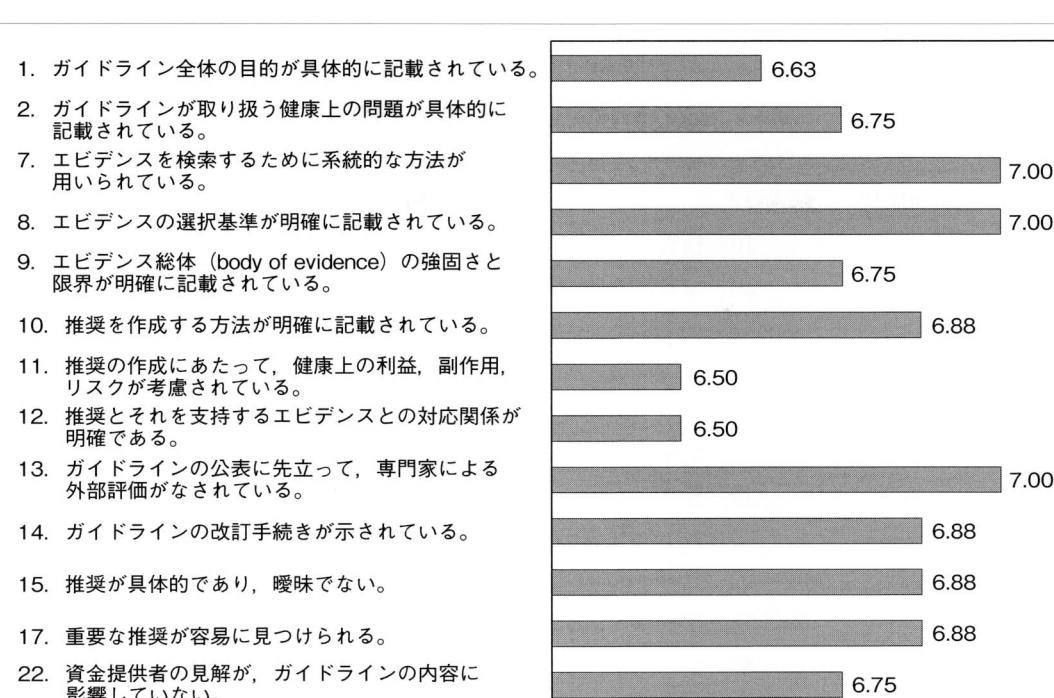

項目	平均点
1. ガイドライン全体の目的が具体的に記載されている。	6.63
2. ガイドラインが取り扱う健康上の問題が具体的に記載されている。	6.75
7. エビデンスを検索するために系統的な方法が用いられている。	7.00
8. エビデンスの選択基準が明確に記載されている。	7.00
9. エビデンス総体（body of evidence）の強固さと限界が明確に記載されている。	6.75
10. 推奨を作成する方法が明確に記載されている。	6.88
11. 推奨の作成にあたって，健康上の利益，副作用，リスクが考慮されている。	6.50
12. 推奨とそれを支持するエビデンスとの対応関係が明確である。	6.50
13. ガイドラインの公表に先立って，専門家による外部評価がなされている。	7.00
14. ガイドラインの改訂手続きが示されている。	6.88
15. 推奨が具体的であり，曖昧でない。	6.88
17. 重要な推奨が容易に見つけられる。	6.88
22. 資金提供者の見解が，ガイドラインの内容に影響していない。	6.75

図1 AGREE Ⅱ による評価で平均点の高かった項目

加」，特に項目5：「対象集団（患者，一般市民など）の価値観や希望が調べられた。」については厳しい評価を受ける結果となったが，日本リンパ浮腫学会は「患者向けリンパ浮腫ガイドライン」の作成を決定しており（2024年度中の出版を予定），編纂には患者会が参加する。

　ガイドライン全体の評価としては平均が6.50点という高い得点で2018年版を上回り，「ガイドライン全体の質」が評価されており，外部評価委員全員が本ガイドラインを「推奨する」と回答した。

　以上より，本ガイドラインは第三者評価委員（全8名）に総じて高い評価を受けたと考える。

参考文献

1) The AGREE Next Steps Consortium. AGREE Ⅱ（Appraisal of Guidelines for Research & Evaluation II）. May 2009, update September 2013. https://www.agreetrust.org/agree-ii/
（公益財団法人日本医療機能評価機構EBM 医療情報部．AGREE Ⅱ 日本語訳．2016. 7．http://minds4.jcqhc.or.jp/minds/guideline/pdf/AGREE2jpn.pdf）

索 引

リンパ浮腫診療ガイドライン 2024 年版

2009 年 1 月 20 日　第 1 版発行
2014 年 2 月 1 日　第 2 版発行
2018 年 3 月 10 日　第 3 版発行
2024 年 3 月 15 日　第 4 版第 1 刷発行

編　集　一般社団法人 日本リンパ浮腫学会

発行者　福村 直樹

発行所　金原出版株式会社
　　　　〒113-0034 東京都文京区湯島 2-31-14
　　　　電話　編集(03)3811-7162
　　　　　　　営業(03)3811-7184
　　　　FAX　　(03)3813-0288　　©日本リンパ浮腫学会, 2009, 2024
　　　　振替口座　00120-4-151494　　　　　　　検印省略
　　　　http://www.kanehara-shuppan.co.jp/　　*Printed in Japan*

ISBN 978-4-307-20477-4　　　　　　印刷・製本／永和印刷

WEB アンケートにご協力ください

読者アンケート (所要時間約 3 分) にご協力いただいた方の中から
抽選で毎月 10 名の方に図書カード 1,000 円分を贈呈いたします。
アンケート回答はこちらから ➡
https://forms.gle/U6Pa7JzJGfrvaDof8